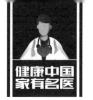

乙型肝炎、丙型肝炎 诊断与治疗

总主编　王韬 教授
中国科普作家协会　医学科普创作专委会主任委员

主编 —— 汪余勤　范建高

上海科学技术文献出版社
Shanghai Scientific and Technological Literature Press

图书在版编目（CIP）数据

乙型肝炎、丙型肝炎诊断与治疗 / 汪余勤，范建高主编 . —
上海：上海科学技术文献出版社，2023
（健康中国·家有名医丛书）
ISBN 978-7-5439-8551-3

Ⅰ . ①乙… Ⅱ . ①汪…②范… Ⅲ . ①乙型肝炎—诊疗②丙
型肝炎—诊疗 Ⅳ . ① R512.6

中国版本图书馆 CIP 数据核字 (2022) 第 207910 号

选题策划：张 树
责任编辑：苏密娅
封面设计：留白文化

乙型肝炎、丙型肝炎诊断与治疗
YIXING GANYAN, BINGXING GANYAN ZHENDUAN YU ZHILIAO
主编 汪余勤 范建高
出版发行 上海科学技术文献出版社
地 址：上海市长乐路 746 号
邮政编码：200040
经 销：全国新华书店
印 刷：商务印书馆上海印刷有限公司
开 本：650mm×900mm 1/16
印 张：15.5
字 数：160 000
版 次：2023 年 1 月第 1 版 2023 年 1 月第 1 次印刷
书 号：ISBN 978-7-5439-8551-3
定 价：38.00 元
http://www.sstlp.com

"健康中国·家有名医"丛书总主编简介

王　韬

上海市同济医院急诊医学部主任兼创伤中心主任，上海领军人才，全国创新争先奖状、国家科技进步奖二等奖获得者，国家健康科普专家库首批成员，中国科协辟谣平台专家，国家电影局科幻电影科学顾问，中国科普期刊分级目录专家委员会成员，中国科普作家协会医学科普创作专委会主任委员，中华医学会《健康世界》杂志执行副总编。

乙型肝炎、丙型肝炎诊断与治疗
作者简介

汪余勤

医学博士，主任医师，硕士生导师。2002年毕业于上海交通大学医学院消化内科专业并获得博士学位，长期工作在临床一线，对各种慢性肝病和疑难胆胰疾病的诊疗具有丰富经验，特别是对胆源性肝损害有较深的研究，并举办多届全国继续教育学习班。主持包括上海市自然科学基金面上项目在内的课题多项，以第一作者或通信作者发表专业论文50余篇，SCI收录15篇。目前担任上海市医学会医学病毒专科分会委员，上海市中西医结合学会委员，上海市医学会消化系病专科分会胰腺学组组员，上海市医疗鉴定专家组成员，《世界华人消化杂志》编委。

范建高

主任医师，二级教授，博士生导师。上海交通大学医学院附属新华医院消化内科主任，中国医师协会肝病科普专业委员会主任委员，中国医药生物技术协会慢病管理分会主任委员，中华肝病学会脂肪肝和酒精性肝病学组名誉组长，上海市肝病学会名誉主任委员，中国肝炎防治基金会理事，《实用肝脏病杂志》总编辑。荣获"上海市领军人才"、教育部"新世纪优秀人才"称号。2020年入选国家健康科普专家库第一批成员名单，2021全国肝病领域专家学术影响力百强排名第一位。

"健康中国·家有名医"丛书编委会

丛书总主编：

王　韬　　上海市同济医院急诊医学部兼创伤中心主任、
　　　　　主任医师、教授

丛书副总主编：

方秉华　　上海市公共卫生临床中心党委书记、主任医师、教授
唐　芹　　中华医学会科普专家委员会副秘书长、研究员

丛书编委：

马　骏　　上海市同仁医院院长、主任医师
卢　炜　　浙江传媒学院电视艺术学院常务副院长、党委副书记
冯　辉　　上海中医药大学附属光华医院副院长、主任医师
许方蕾　　上海市同济医院护理部主任、主任护师
李本乾　　上海交通大学媒体与传播学院院长、教育部"长江学者"
　　　　　特聘教授
李江英　　上海市红十字会副会长
李春波　　上海交通大学医学院附属精神卫生中心副院长
　　　　　上海交通大学心理与行为科学研究院副院长、主任医师
吴晓东　　上海市医疗急救中心党委书记
汪　妍　　上海电力医院副院长、主任医师
汪　胜　　杭州师范大学护理学院党总支书记兼副院长、副教授
宋国明　　上海市第一人民医院党委副书记、纪委书记、副研究员
张春芳　　上海市浦东新区医疗急救中心副主任
张雯静　　上海市中医医院党委副书记、主任医师

总　序

　　近日，中共中央办公厅、国务院办公厅印发了《关于新时代进一步加强科学技术普及工作的意见》，从加强科普能力建设、促进科普与科技创新协同发展等七个方面着重强调了科普是国家和社会普及科学技术知识、弘扬科学精神、传播科学思想、倡导科学方法的活动，是实现创新发展的重要基础性工作。这是对新时代科普工作提出新的明确要求，是推动新时代科普创新发展的重大契机。为响应号召，推进完成在科普发展导向上强化战略使命、发挥科技创新对科普工作的引领作用、发挥科普对于科技成果转化的促进作用的三大重要科普任务；促进我国科普事业蓬勃发展，营造热爱科学、崇尚创新的社会氛围，构建人类命运共同体，上海科学技术文献出版社特此策划推出"健康中国·家有名医丛书"。

　　健康是人最宝贵的财富，然而疾病是其绕不开的话题。随着社会发展，在人们物质水平提高的同时，这让更多人认识到健康的重要性，激发了全社会健康意识的觉醒。对健康的追求也有着更高的目标，不再局限于简单的治已病，而是更注重"未病先防、既病防变、愈后防复"。多方面的因素使得全民健康成为"热门"话题。

　　现代社会快节奏和高强度的生活方式，使我们常常处于亚健康状态。美食诱惑、运动不足、嗜好烟酒，往往导致肥胖，诱发高血压、高血脂、高血糖、高尿酸乃至冠心病、脑卒中，甚至损伤肺功能，造成肾功能衰退，而久病卧床又会造成肺炎、压疮、下肢血管栓塞等衍生疾病……凡此种种，严重影响人们的健康生活。

　　"经济要发展，健康要上去"，是每个老百姓的追求。"健康中

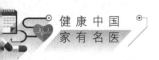
国"不是一个口号，也不是一串数字。人民健康是民族昌盛和国家富强的重要标志，健康是人们最具普遍意义的美好生活需要。该丛书遴选临床常见病、多发病，为广大读者提供一套随时可以查阅的医学科普读物。

这套丛书，为广大读者提供一份随时可以查阅的医学手册，帮助读者了解与疾病预防治疗相关的各类知识，探索疾病发生发展的脉络，为找寻最合适的治疗方法提供参考。为全社会健康保驾护航，让大众更加关注基础疾病的治疗，提高机体免疫力。在为患者答疑解惑的同时，也传递了重要的健康理念。

本丛书秉承上海科学技术文献出版社曾经出版的"挂号费"丛书理念，作为医学科普读物，为广大读者详细介绍了各类常见疾病发病情况，疾病的预防、治疗，生活中的饮食、调养，疾病之间的关系，治疗的误区，患者的日常注意事项等。其内容新颖、系统、实用，适合患者、患者家属及广大群众阅读，对医生临床实践也具有一定的参考价值。本丛书版式活泼大气、文字舒展，采用一问一答的形式，逻辑严密、条理清晰、方便阅读，便于读者理解；行文深入浅出，对晦涩难懂的术语采用通俗表达，降低阅读门槛，方便读者获取有效信息，是可以反复阅读、随时查询的家庭读物，宛若一位指掌可取的"家庭医生"。

本丛书诚邀上海各三甲医院专科医生担任主编撰稿，每册书十万余字，一病一书，精选最为常见和患者最为关心的内容，删繁就简，避免连篇累牍又突出重点。本套"健康中国·家有名医"丛书在2020年出版了第一辑21册，现在第二辑27册也顺利与广大读者见面了。

这是一份送给社会和大众的健康礼物，看到丛书出版，我甚是欣慰。衷心盼望丛书可以让大众更了解疾病、更重视健康、更懂得未病先防，为健康中国事业添砖加瓦。

2022 年 10 月

目　录

第一部分　乙型肝炎

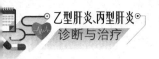

第二部分　丙型肝炎

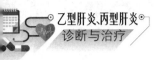

第一部分　乙型肝炎

基础篇

与肝炎有关的基础知识

肝脏在人体中的地位和功能是什么

　　肝脏是人体最大的消化器官,我国成年人的肝脏大小约为 25 cm×15 cm,男性肝脏重量为 1 230～1 450 g,女性为 1 100～1 300 g,占体重的 1/40～1/50。肝组成基本单位是肝小叶,整个肝脏组织约由 50 万个肝小叶组成,与腹腔内其他器官不同,它有双重血液供应,肝动脉来自心脏的动脉血,主要供给氧气,是肝脏的营养血管,其血流量占肝全部血流量的 20％～30％,门静脉是肝的功能血管,其血流量占肝脏血供的 70％～80％,其血液富含来自消化道及胰腺组织吸收提供的营养物质。肝脏下面是胆囊,肝细胞分泌胆汁,每天约 800 ml,经由一系列由小而大的胆管系统,导出肝脏进入胆囊浓缩储存,在机体需要时,如进食时,胆囊收缩排除胆汁,供机体消化食物之用,胆汁是脂肪类食物消化必不可少的辅助成分。

　　肝脏的主要功能有:①分泌胆汁。胆汁中的胆盐、胆固醇和卵磷脂等成分可降低脂肪的表面张力,使脂肪乳化成许多微滴,

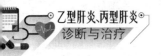

增加作用的表面积,有利于脂肪类食物的消化;胆盐还可与脂肪酸甘油—酯等结合,形成水溶性复合物,促进脂肪消化产物的吸收;也可促进脂溶性维生素的吸收。②参与物质代谢。人体每天进食大量的食物,食物中的蛋白质、脂肪、糖类以及维生素,必须先到肝脏进行处理,变成人体需要的养分,才能供生命活动所需。肝脏由神经—体液因素调节糖原合成、糖原分解和糖异生,这3个过程的协调平衡,达到维持体内血糖浓度的恒定;由消化道吸收的氨基酸运送到肝脏,再进行蛋白质合成;肝脏是脂肪运输的枢纽,还能利用糖和某些氨基酸合成脂肪、胆固醇和磷脂。③参与血浆蛋白及多种凝血因子的合成。血浆蛋白中的全部白蛋白和80%的球蛋白在肝内合成;多种凝血因子如纤维蛋白原、凝血酶原等也在肝内合成。与凝血有关的维生素K及抗凝血的肝素也全部或部分地在肝内合成。④与激素代谢有关。肝是多种内泌腺所分泌的激素灭活的主要器官,如肾上腺皮质激素和性腺激素等都在肝内灭活。⑤免疫功能。肝脏是最大的网状内皮细胞吞噬系统,它能通过吞噬、隔离和消除入侵及内生的各种抗原。⑥解毒作用。肝脏是人体主要的解毒器官。人体代谢过程中要产生部分有害废物,加上混入水与食物中的毒物与毒素,必须经过肝脏解毒变成毒性较小或溶解度大的物质,随胆汁或尿液排出体外。

肝脏功能相当复杂,其实远不止上面提及的功能,肝脏还参与人体血容量的调节、热量的产生和水、电解质的调节等,它就像人体内的一个巨大的"化工厂"。人体如切除脾脏、胆囊可以继续生活,而完全切除肝脏,则不能存活。由此可见,肝脏为维持生命所起的作用之多是别的脏器所不能比拟的。所以,保护肝脏就是保护生命。

肝功能检查为什么要空腹抽血

　　什么叫空腹血呢?它是指清晨未进餐前,距前一餐12～14 h的静脉血,由于餐后12～14 h胃肠的消化与吸收活动已基本完毕,因而血液中的各种生化成分比较稳定,此时测得的各种数值能比较真实地反映机体的生化变化,有助疾病的诊断。如果在进食后采血,则会因为人体正在消化吸收食物,对所测定的结果有较大影响。这是由以下2种原因所致:①进食后,由于消化系统的消化与吸收、血液中的生化成分如糖、蛋白质、脂类与各种无机离子等,呈现暂时性波动,因此,用这种血液标本测得的各项结果,一方面不能反映机体的真实情况,另一方面无法与空腹血所测得的正常值进行比较,因而也就无法对获得的数据进行正确的临床判断。②空腹血的血清呈淡黄色,并且清亮透明。饭后抽取的血液血清常微混或有灰白色的块状物,因而影响生化检验结果。有人曾做过这样的试验,给人饮用500 ml牛奶,1 h后抽血进行肝功能检验,结果麝香草酚浊度试验与蛋白质质量试验值均增高。换言之,检测肝功能、血糖、血脂或血黏度这些指标时,一定要强调抽空腹血。

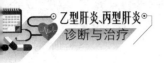

怎样看肝功能化验单

　　肝功能异常就是肝脏受到外来致病因素的损伤,引起肝脏结构的破坏或肝功能出现的代谢异常。在肝功能检查化验单中反映肝细胞损伤的项目,包括丙氨酸氨基转移酶(俗称"谷丙转氨酶",ALT)、门冬氨酸氨基转移酶(俗称"谷草转氨酶",AST),能敏感地反映肝细胞损伤程度,氨基转移酶是肝细胞里面的一种成分,细胞内含量远高于细胞外,肝细胞一旦遭到轻微损伤或大量破坏,氨基转移酶就被或多或少释放到了血液,从而引起血液中 ALT 和 AST 升高,比如说急性病毒性肝炎时大量肝细胞坏死,这时 ALT 就会数以千计的急剧升高,如果是脂肪肝或是疲劳、发热等因素引起肝细胞膜轻微受损,这时 ALT 升高就不会太高;反映肝脏分泌和排泄功能的项目,包括总胆红素(TBil)、直接胆红素(DBil)、总胆汁酸(TBA)等的测定。当患有病毒性肝炎、药物或酒精引起的中毒性肝炎、溶血性黄疸、恶性贫血、胆道梗阻时,这些指标均可升高,如果同时测定 TBil 和 DBil,可以鉴别诊断溶血性、肝细胞性和梗阻性黄疸。反映肝细胞合成功能的项目,包括总蛋白(TP)、白蛋白(ALB)、前白蛋白(PA)、胆碱酯酶(CHE)、凝血酶原时间(PT)。它们都是由肝脏合成的,一旦肝脏合成功能下降,以上指标在血液中浓度随之降低,其降低程度与肝脏合成功能损害程度呈正相关。肝脏是合成白蛋白的唯一场所,人血白蛋白水平是反映慢性肝损伤的很好的指标之一,如果人血白蛋白的水平降低且不易恢复者,往往预后不良;反映胆汁淤积的项目,包括碱性磷酸酶(ALP)和 γ-谷氨酰转肽酶(GGT 或γ-GT),两者是诊断胆道系统疾病时常用的指标,人们称之为"胆系酶"。这些酶在肝内胆管上皮层的浓度较高,当上皮层受损及胆管内压力增高时,这些酶增多并进入血清中。值得一提的是,对处于骨骼发育生长的儿童和青少年来说,其碱性磷酸酶升高是正常的,不能误判肝功能异常。

肝功能异常时会有哪些临床表现

随着生活水平的提高,人们越来越注重自己的健康状况,往往体检中会发现肝功能异常,最常见的是谷丙转氨酶轻度升高,一部分人无明显不适症状,轻者只有易疲乏、食欲轻度减退、上腹饱胀等症状;重者则可表现在全身许多方面,如:①食欲明显减退,恶心频繁乃至呕吐,稍有饮食不当就会发生腹泻。②出现黄疸,主要表现为皮肤、巩膜等组织的黄染,黄疸加深时,尿、痰、泪液及汗液也被黄染,唾液一般不变色。③有出血倾向和贫血,如:鼻、牙龈出血、皮肤间断出现紫癜及不同程度的贫血。④内分泌失调,如:女性出现月经不调或闭经,男性乳房女性化和性功能减退;出现蜘蛛痣和肝掌等。⑤维生素类代谢异常,各种维生素的缺乏可致皮肤粗糙、夜盲、唇舌炎症、水肿、皮肤出血、骨质疏松等肝功能异常的临床表现。⑥全身症状较重,一般状况较差,出现水肿、黄疸、营养不良或肝昏迷等。

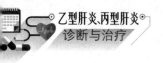

当出现以上肝功能异常的临床表现时,应怀疑肝功能受到了损害,应该去正规医院做肝功能检查及进一步明确病因,以便能及时去除病因。

肝功能受损的常见病因有哪些

常见的引起肝功能损害原因有以下因素:①感染因素。在感染因素中最常见是各型肝炎病毒,包括甲型、乙型、丙型、丁型和戊型肝炎病毒。其中甲、戊两型肝炎为急性肝炎,为粪—口途径传播,这两型肝炎呈现一急性过程,能痊愈,很少转变为慢性,预后比较好。乙型和丙型肝炎是以血液途径最多见,它们可转为慢性,少数会进一步发展为严重的疾病如肝硬化、肝癌。当机体抵抗力下降状态下,巨细胞病毒、EB病毒急性感染也可引起肝功能损害。②脂肪肝。过多脂肪积蓄于肝脏,影响肝脏血液和养分供应及自身代谢,肝细胞会逐渐发生肿胀、炎症浸润、变性坏死,损伤肝功能,导致脂肪性肝炎。这种情况如果得不到治疗,长期发展,就会造成肝纤维化、肝硬化,增加患肝癌的危险。③药物性肝炎。我们现在使用的药物品种越来越多,尤其是滥用药物的问题日趋严重。中草药成分复杂、临床使用面广,恶性肿瘤的化疗、器官移植后的抗排异治疗、抗结核治疗等,这些因素下药物性肝损害的比例不断上升。其中,中草药引起的肝功能损害在门诊患者中最常见。④酒精性肝炎。乙醇(酒精)对肝脏的损害是很严重的,损害的后果包括酒精性肝炎、酒精性脂肪肝、酒精性肝硬化，不过酒精与肝癌的关系不是非常明显。酒的主要成分是乙醇，乙醇在肝脏内可以转化为醛，它们对于肝脏都有直接的损害作用，可使肝细胞发生变性和坏死。乙型肝炎患者本身肝细胞已有损害，加上饮酒更加是雪上加霜，促使病情加重，向肝硬化甚至肝癌方向演变。⑤自身免疫性肝炎。这种肝炎以女性多见，可能是全身自身免疫病的表现之一，也就是说，除了有肝损害外，还有其他器官的炎症。自身免疫性肝炎的症状轻重不一，关键是要获得正确的诊断，然后采取相应的治疗，因为部分患者是需要使用激素的，因此要慎重诊治。⑥化学药品中毒。可破坏肝细胞的酶系统，引起代谢障碍，或使氧化磷酸化过程受到抑制，ATP生成减少，导致肝细胞变性坏死，导致肝功能异常。⑦胆道阻塞。如结石、肿瘤、蛔虫等使胆汁淤积，如时间过长，可因滞留的胆汁对肝细胞的损害作用和肝内扩张的胆管对血窦压迫造成肝缺血，引起肝细胞变性和坏死，成为肝功能异常的原因。⑧血液循环障碍。如慢性心力衰竭时，引起肝淤血和缺氧，也是肝功能异常的原因之一。⑨遗传缺陷。有些肝病是由于遗传缺陷而引起的遗传性疾病。遗传性血色病、囊性纤维化、a1-抗胰蛋白酶缺陷症、Wilson病等是最常见、最重要的先天性肝脏疾病，其他原因如原发和继发的肝脏肿瘤、心功能不全导致肝脏瘀血、某些先天性肝脏疾病、静脉高价营养等，都可以造成不同程度的肝损害，这些肝损害的早期表现往往是氨基转移酶或胆红素的升高，不祛除病因，肝脏的损害会进一步加重，所以也是需要引起重视的。

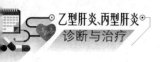

常见病毒性肝炎有哪几种类型

常见病毒性肝炎的类型有 5 种,分别为:甲型、乙型、丙型、丁型、戊型。

甲型病毒性肝炎是由甲型肝炎病毒(HAV)引起,是一种经消化道传播的肝炎,通常是通过粪便污染的食物或水经口传播的,其特点是起病急,起病前多有发热、全身无力、消化道症状明显、食欲下降、恶心、腻油、可伴有腹泻。继之出现尿黄、皮肤巩膜黄染、呕吐、肝区疼痛、肝功能异常,这就是急性黄疸型肝炎,也有一部分不出现黄疸称为急性无黄疸型肝炎,本型预后良好,一般不引起肝脏慢性病变。1988 年 1 月,在上海由食用毛蚶引起的一场突如其来的甲型肝炎大流行,整整持续了 3 个月,感染者近 30 万人,但死亡仅 11 人。

乙型病毒性肝炎由乙型肝炎病毒(HBV)引起,是传播最广泛,传播途径复杂的肝炎,除血液传播为其主要传播途径外,密切接触、饮食等为其传播途径。乙型肝炎无一定的流行期,一年四季均可发病,但多属散发。

丙型病毒性肝炎是由丙型肝炎病毒(HCV)引起,主要通过输血或血制品而引起,丙型肝炎的潜伏期 30～83 d,平均 52.1 d。欧美地区最多见。

丁型病毒性肝炎的传染源主要是急、慢性丁型肝炎患者和丁型肝炎(HDV)携带者。丁型肝炎的传播途径与乙型肝炎相似,主要是输血和血制品,日常生活接触也有可能被传染。急性丁型肝炎由 HDV 与 HBV 同时感染所致,潜伏期为 6～12 周。

戊型病毒性肝炎的传染源为戊型肝炎患者和隐性感染者,戊型肝炎病毒(HEV)经口感染。潜伏期一般为 15～75 d,平均约 6 周。

何为庚型肝炎病毒

对庚型肝炎病原学的研究可追溯到 1967 年,美国 Deinhardt 等人发现一名因做手术意外创伤而患急性肝炎的外科医生的血清,可在静脉内感染绒猴和绢毛猴,导致这两种动物发生肝炎,并可在狨猴中传代感染。1995 年,美国科学家从狨猴体内获得了基因序列,称为庚型肝炎病毒(HGV)。庚型肝炎病毒的分布较广,其传播途径同乙型、丙型肝炎一致,以血源性传播为主,感染人群主要见于多次输血者、职业献血员、静脉吸毒者等。庚肝病毒在临床既可引起急性肝炎,也可演变成慢性肝炎,大部分患者没有症状,仅少数人有氨基转移酶的轻度升高。既存在持续性病毒血症,也可通过输血途径传播;既可与甲型、戊型肝炎病毒同时或先后感染,更常见是与乙型和丙型肝炎病毒同时或重叠感染。其诊断主要是用 PCR 法检测 HGV-RNA。

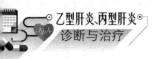

何为 TTV 病毒

1997 年 10 月日本科学家 Nishizawa 从一名输血后肝炎患者血清中成功克隆出一个 500 bp 的片段,并进一步通过分子流行病学研究,证实了这一基因片段与输血后肝炎的高度特异性。因其是经输血途径传播,故称作"输血传播病毒"(Transfusion Transmitted Virus),这些英文单词的字首是 T、T、V,所以被命名"TTV 病毒"。TTV DNA 表达于肝细胞膜或胞浆内。急性肝炎期,TTV 弥漫分布于肝小叶内;慢性肝炎期,则主要分布于汇管附近。所以认为 TTV 为一种嗜肝病毒,并能引起临床病理改变。可能与原因不明的肝硬化及暴发性肝衰的发病有关。它在慢性丙型肝炎及慢性乙型肝炎患者中的发病率较高。有研究者发现,拉米夫定治疗 TTV 感染有较好疗效,治疗期间 88.1% 患者 TTV 转阴。但 16% 患者在治疗过程中阳转,提示在长期治疗过程中,有相当一部分病毒可对拉米夫定产生耐药性。

乙型肝炎病毒在体外生命力强吗

总体来说,乙型肝炎病毒对外界的抵抗力较强,但它在体外不能进行复制。在自然环境中,如在温度 37 ℃ 的环境中活性能维持 7 d,处于 60 ℃ 的水中可以存活 10 h 左右,100 ℃ 加热

10 min 可使乙型肝炎病毒失去传染性,遇到强烈的紫外线暴晒后,是可以将其灭活的。因此可以采用煮沸消毒法将其灭活,高压蒸气均可灭活乙型肝炎病毒。另外含氯制剂、环氧乙烷、戊二醛、过氧乙酸和碘伏等也有较好的灭活效果。在日常生活中要养成勤洗手、讲卫生的好习惯,对于家有乙型肝炎患者的人群来说,定期做好消毒工作,尽可能将残存的乙型肝炎病毒杀死,对家人的健康是很有利的。但是需要说明的一点是,乙型肝炎病毒虽然在体外存活时间长,但只要做好预防工作,与乙型肝炎患者进行日常生活接触是不会被传染的。

什么是乙型肝炎病毒携带者

乙型肝炎病毒携带者是指肝功能检查各项指标均正常,且无肝炎症状与体征,但血液中能检查到乙型肝炎病毒的表面抗原(HBsAg),它是病毒本身的一种成分。这种现象往往是在感染乙型肝炎病毒后,由于病毒的量少或部分人群免疫功能发生耐受,虽然肝细胞内有乙型肝炎病毒在复制,而机体却缺乏有效的免疫反应;肝细胞没有或仅有轻度损伤,则可表现为长期慢性无症状带毒者。乙型肝炎病毒携带者不属于乙型肝炎患者,但乙型肝炎病毒携带者与乙型肝炎有密切的关系。身体内携带乙型肝炎病毒固然不是好事,但如果肝炎病毒与人和平共处,对肝脏没有破坏作用,则不必惊慌失措,杞人忧天。当然当人的抵抗力降低时,潜伏在体内的病毒就会兴风作浪,就会破

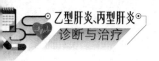

坏肝脏,导致肝炎。所以乙型肝炎病毒携带者需要定期随访检查肝功能和 HBV-DNA,如肝功能正常则无需治疗,一旦肝功能或 HBV-DNA 出现异常,需及时进行治疗,切不可讳疾忌医,以免延误病情。

乙型肝炎共分为哪几种类型

根据临床表现不同,乙型肝炎通常分为 4 种类型:①急性乙型肝炎。一般潜伏期为 60 d 左右,起病比较隐匿,临床上分三期:黄疸前期,黄疸期,恢复期。黄疸前期常表现为食欲不振、全身乏力、厌油腻食物、恶心、肝区痛等症状;黄疸期出现巩膜、皮肤出现黄染,肝脏会出现肿大,伴有压痛、叩击痛。部分病例伴有脾脏肿大;恢复期黄疸消退,症状减轻直到消失,一般至少需要 3 个月或更长的时间才能恢复正常,且恢复后有 70% 会转变为慢性。②慢性乙型肝炎。病程超过 6 个月则称为慢性肝炎。分 HBeAg 阳性和 HBeAg 阴性慢性乙型肝炎两种。HBeAg 阳性慢性乙型肝炎是指血清 HBsAg、HBV-DNA 和 HBeAg 阳性,抗 HBe 阴性,血清 ALT 持续或反复升高,或肝组织学检查有肝炎病变。HBeAg 阴性慢性乙型肝炎是指血清 HBsAg 和 HBV-DNA 阳性,HBeAg 持续阴性,血清 ALT 持续或反复异常,或肝组织学检查有肝炎病变。两者均限定病程持续 6 个月以上。慢性乙型肝炎最常见的症状是疲乏,且休息后也不易恢复,肝区钝痛很常见。有较多患者自诉尿黄,反复出现疲乏、恶心、肝区不适、肝脏肿大,较重的慢性肝炎可出现黄疸。③重症肝炎。乙型肝炎病毒导致的重症肝炎以亚急性重症肝炎为多见。病情发展迅猛,症状很重,如不积极抢救,可危及生命。④淤胆型肝炎。又称毛细血管性肝炎或胆汁淤积型肝炎,是由多种原因引起的毛细胆管排泌功能障碍,胆汁不能主动经胆小管排至肠管,却反流至血液中的一种肝炎。主要临床特点是患者出现较长时间的(3~6个月)肝内完全梗阻性黄疸,如大便颜色变浅,呈灰白色陶土样,小便颜色深黄。病毒性淤胆型肝炎约占病毒性肝炎患者的3%,甲、乙、戊型肝炎均可引起,多发生于急性肝炎发病数周之后。

乙型肝炎病毒感染和乙型肝炎病毒携带者有何区别

乙型肝炎病毒感染就是平常我们说的两对半的 HBsAg, HBeAg, HBeAb, 抗 HBc 一项或多项阳性,而 HBsAb(抗体)阴性。乙型肝炎病毒携带者是指血液检查乙型肝炎病毒标志物阳性但无肝炎症状与体征,各项肝功能检查正常,而且经较长时间观察无变化者。据统计我国乙型肝炎病毒感染的人群占乙型肝炎患者总数的50%~60%,他们的血清有乙型肝炎病毒感染的标志物。其中约10%的人血中持续带有乙型肝炎表面抗原或乙型肝炎病毒,我们称之为"乙型肝炎病毒携带者",也就是大部分的人恢复了健康,还有10%的人没有恢复健康,病毒还在人体内不同程度地存在着。对于乙型肝炎病毒携带者,除不能献血及

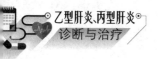

从事饮食行业、托幼工作等外,可照常工作和学习,但也是我们需要密切关注的对象,要加强随访。

什么是肝纤维化,肝病发展三部曲是怎么一回事

肝纤维化是由于肝脏受到致病因子的损伤引起长期反复肝功能异常,胶原蛋白等在肝脏沉积而形成的,属于机体对肝脏损伤的一种修复反应。它是所有慢性肝病向肝硬化肝癌转化的中间环节。也是慢性肝病发展至肝硬化的必经阶段。病毒性肝炎约有10%发展成慢性活动性肝炎,而慢性活动性肝炎中有50%可发展成肝硬化。其中我国以乙型肝炎为主,而欧美则以丙型肝炎为主。存在慢性乙型肝炎表面抗原携带者,患肝癌的危险性为阴性人群的40倍。由此可见肝炎、肝硬化、肝癌三者之间的关系相当密切。难怪有人称肝炎、肝硬化、肝癌是"肝病的三部曲"。在肝纤维化早期,或出现纤维化之前,即使病毒滴度与肝功能指标均在正常范围,只要慢性肝炎病史超过半年以上,都应进行预防与阻断肝纤维化的治疗。

哪些慢性肝炎容易发展成为肝癌

我国近10%的人群为慢性乙肝病毒感染者,发生肝癌的是少数,但约70%的肝癌患者有乙型肝炎病毒感染的病史,由此可

见,乙型肝炎与肝癌的发生密切相关。肝癌的发生与肝炎后肝硬化、遗传、环境因素、饮食习惯等有关。究竟哪些慢性乙型肝炎患者容易发展为肝癌呢?肝癌发生的高危因素有:经母亲垂直传播的肝炎、慢性肝炎病史时间较长者、反复肝脏炎症活动的患者、持续高病毒水平的患者、已发展至肝硬化的患者、有肝癌家族史的患者、长期酗酒者、长期食用烟熏或霉变等食品者、长期工作压力过大或工作负荷过重或长期精神压抑者等。目前接受治疗的肝癌患者约 3/4 属于晚期,给治疗带来极大的困难,治疗结果也就不那么令人满意。因此,如确定了上述高危人群以后,应对这些群体进行定期的、连续的追踪检查和观察,早期发现肝癌以便早期进行有效的治疗。高危人群应定期到医疗机构检查,检查内容包括抽血查肝功能、乙型肝炎病毒量和肿瘤标志物,尤其是 AFP 及肝脏 B 超检查,必要时可进行 CT 检查等。当人体免疫力减弱时,就容易发生癌变。故增强体质,增强人体的免疫力,也是防止肝癌发生的重要方面。乙型肝炎患者"三分治七分养",要有良好的生活习惯,起居有规律,适当的身心锻炼,保持乐观的情绪。饮食应清淡,不吃霉变食物,并应富有维生素及蛋白质等,这样可以增强体质,提高机体的免疫力,防止肝硬化及肝癌的发生。

什么是人工肝

追溯人工肝历史,在 20 世纪 50 年代中期,西方学者 Kiley

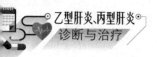

等受血液透析治疗的启发,率先用血液透析治疗肝功能衰竭的动物,结果发现使用该方法对降低血氨水平、提高肝昏迷清醒率有一定效果。人工肝其实是一种血液净化系统,在完全闭合的体外循环过程中,通过特制的纤维膜分子筛和吸附材料制作的血浆分离器、滤过器、吸附器等器材,采用滤过、置换、吸附、浓缩等组合方式,将血中的病因物质进行有效的清除后再直接回输体内。它是在肝功能衰竭时通过人工措施部分代替肝脏功能,让过于劳累的肝脏得以"休息",使濒死的肝细胞恢复正常或再生,因此这种治疗在重型肝炎发展期,对避免肝细胞大量坏死,促进肝细胞再生尤其重要,可帮助患者度过危险期,为其他治疗赢得时间和机会。人工肝根据组成和性质可分为3类:①非生物型;②生物型;③混合型生物人工肝。目前人工肝尚不能完全代替肝脏功能,恰当及时的人工肝治疗配合正确的内科治疗能够降低肝衰竭的病死率,促进康复,节省住院时间和费用。人工肝的主要适应证有:重症肝炎、肝衰竭、血小板减少性紫癜、多发性骨髓瘤、高脂血症、全身性红斑狼疮、重症肌无力、药物中毒等。据不完全统计,我国每年接受非生物型人工肝治疗的患者都超过 7 000 例。通过人工肝治疗,目前重型肝炎、肝衰竭的病死率已经从过去的 70%～80%降到 50%左右,随着肝移植技术的推广,肝衰的病死率又有了进一步的下降。

乙型肝炎的流行病学

乙型肝炎在全球发病情况如何

乙型肝炎(HBV)感染呈世界性流行,但不同地区 HBV 感染的流行强度差异很大。据世界卫生组织(WHO)报道,全球约 20 亿人曾感染过 HBV,其中 3.5 亿人为慢性 HBV 感染者,其中约 3/4 在亚洲。我国属 HBV 感染高流行区,一般人群 HBsAg 流行率为 5%～6%,而北美、西欧及澳大利亚为低度流行区,人群中 HBSAg 的阳性率仅 2%～5%。在世界范围内,我国是乙型肝炎高流行国家,在欧洲和美国的一些发达国家,它的肝炎携带者和肝炎的发病只有 1‰～1%。

我国乙型肝炎有什么流行特征

由于乙型肝炎疫苗接种普及,我国 2008 年 4 月调查表明:HBsAg 携带率由 1992 年的 9.75%降至 7.18%,下降了 26.36%,且年龄愈小,下降幅度愈大。2014 年中国疾病预防控制中心(CDC)对全国 1～29 岁人群乙型肝炎血清流行病学调查结果显示,1～4 岁、5～14 岁和 15～29 岁人群 HBsAg 流行率分别为

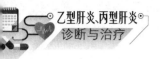

0.32%、0.94%和4.38%,与1992年比较,分别下降了96.7%、91.2%和55.1%。据此估计,目前我国慢性HBV感染者约7 000万例,其中CHB患者2 000万~3 000万例。

乙型肝炎的发病率与年龄曲线相一致。4~10岁是发病的第一高峰;20~40岁是发病的第二高峰;40岁以后乙型肝炎的发病率有所下降。该病无一定的流行周期,一年四季均可发病,但多属散发。但常见家庭集聚现象,在高发区HBsAg家庭聚集率更高。乙型肝炎表面抗原携带率热带地区高于温带,男性高于女性,儿童高于成人,城市高于农村。据中国工程院院士、北京大学医学部庄辉教授介绍,我国乙型肝炎流行病学特征改变的主要因素有:不同乙型肝炎病毒流行区之间的人口流动增加,增加了不同地区之间肝炎的流行;社会经济状况改善,医疗服务项目增多,医源性传播肝炎也在逐年递增;生活方式改变,如注射毒品、混乱的性行为等增加了乙型肝炎病毒水平传播;由于乙型肝炎的各种治疗药物和方法导致乙型肝炎病毒变异株的发生,而乙型肝炎病毒变异株可引起急性乙型肝炎包括急性重型肝炎。

乙型肝炎的疾病自然史是怎样的

HBV感染的自然史主要取决于病毒和宿主相互作用,其中患者感染时的年龄是影响慢性化的主要因素之一,新生儿及1岁以下婴幼儿的HBV感染慢性化风险为90%。慢性HBV感染的自然史一般可人为地划分为4个期,即免疫耐受期、免疫清除期、非活动或低(非)复制期和再活动期。免疫耐受期:其特点是血清HBsAg和HBeAg阳性,HBV-DNA载量高(常常>2×10^7IU/ml),但血清丙氨酸氨基转移酶(ALT)水平正常,肝组织学无明显异常并可维持数年甚至数十年,或轻度炎症坏死、无或仅有缓慢肝纤维化的进展;免疫清除期:表现为血清HBV-DNA滴度较免疫耐受期低,常常>2×10^4IU/ml,伴有ALT持续或间歇升高,肝组织学中度或严重炎症坏死、肝纤维化可快速进展,部分患者可发展为肝硬化和肝衰竭;非活动或低(非)复制期:表现为HBeAg阴性、抗-HBe阳性,HBV-DNA持续低于2 000 IU/ml(相当于10^4cps/ml)或检测不出、这种类型就是门诊经常遇到的最多见人群,肝功能正常,肝组织学无炎症或仅有轻度炎症;再活动期:多数表现为HBeAg阴性、抗-HBe阳性,但仍有HBV-DNA活动性复制、ALT持续或反复异常,成为HBeAg阴性慢性乙型肝炎,这些患者可进展为肝纤维化、肝硬化、失代偿肝硬化和HCC,也有部分患者可出现自发性HBsAg消失(伴或不伴抗HBs)和HBV-DNA降低或检测不到,因而预后常良好。但在此强调的是并不是所有感染HBV者都经过以上4个期。新生儿时期感染HBV,仅少数(约5%)可自发清除HBV,而多数有较长的免疫耐期,然后进入免疫清除期。但青少年和成年时期感染HBV,多无免疫耐受期,而直接进入免疫清除期,他们中的大部分可自发清除HBV(90%～95%),少数(5%～10%)发展为HBeAg阳性慢性乙型肝炎。自发性HBeAg血清学转换主要出现在免疫清除期,年发生率为2%～15%,其中年龄小于

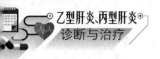

40 岁、ALT 升高以及感染 HBV 基因 A 型和 B 型者发生率较高。HBeAg 血清学转换后每年有 0.5%～1.0%发生 HBsAg 自发清除。免疫耐受期患者只有很轻或没有肝纤维化进展,而免疫清除期是肝硬化的高发时期。肝硬化的累积发生率与持续高病毒载量呈正相关,HBV-DNA 是独立于 HBeAg 和 ALT 以外能够独立预测肝硬化发生的危险因素,发生肝硬化的高危因素还包括嗜酒,合并 HCV、HDV 或 HIV 感染等。

乙型肝炎病毒携带者会有哪些转归途径

乙型肝炎病毒携带者人数众多,但大多数预后良好。作为乙型肝炎表面抗原携带者来讲,要正确认识乙型肝炎表面抗原转阴,不要过分的恐惧、焦虑,千万不可盲目就医,滥用药物,一定要到正规的医院找专科医生通过乙型肝炎病毒 HBV-DNA 定量和定性检测及各项检查后来判断病情,进行针对性随访或有效治疗。它的转归受很多因素影响,如病毒的数量、机体的免疫状态,以及患者的心理状况和生活方式等。一般有以下几种结局:①自然转阴。很少一部分携带者的乙型肝炎表面抗原可自然转阴。据国内报道,凡是母婴垂直传播的携带者,表面抗原的转阴率一般低于 2%;18 岁以后的青壮年表面抗原阴转率 1.5%～3.4%,如乙型肝炎病毒 e 抗原阳性者(乙型肝炎"大三阳")转阴则更难。②终身乙型肝炎病毒表面抗原携带者。这种情况在我国十分普遍,乙型肝炎病毒携带者绝大多数以此种形式度过一生。许多患者终身携带乙型肝炎病毒表面抗原，身体无明显不适，其中一半左右肝脏可能有轻微病理变化，这种变化可能就是相对的乙型肝炎病毒持续感染的一种低反应状态。③发生慢性肝炎。有一部分人在携带乙型肝炎病毒过程中应机体各种因素的变化，出现肝功能异常发展成慢性肝炎。④发生肝硬化甚至肝癌。据不完全统计，乙型肝炎病毒携带者发生慢性活动性肝炎的概率为1％～3％，其中少数人可发展为肝硬化。已发生肝硬化的患者中10％～16％有发生肝癌的可能。

成年期与幼儿期感染乙型肝炎病毒结局会不一样吗

由于幼儿免疫系统尚未发育成熟，所以感染后病毒在肝细胞中繁殖而难以被清除，成为慢性乙型肝炎患者或乙型肝炎病毒携带者；儿童慢性肝炎临床表现与成人不同，患儿的症状往往不明显，有的仅表现为"体质较差"，只是在体检时才发现有乙型肝炎，且多数查肝功能也趋于正常，这种假象常常耽误孩子们的病情，长期不采取有效措施，会加大治疗难度，随着年龄的增长对孩子身心健康有极大损害。儿童体内血液供应丰富，为乙型肝炎病毒的生存提供了充足的营养，乙型肝炎病毒在患儿体内复制相当活跃，并不断侵蚀肝细胞；且儿童肝脏对感染、药物及毒物等致病因素极为敏感，容易导致肝炎恶化转为重症。随着年龄的增长，机体免疫系统会逐渐发育完善。如果感染的乙型

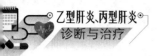
肝炎病毒量较多,免疫系统就会在与"敌人""作战"的同时引起了较多肝细胞的破坏,并出现明显的肝炎症状,这就是我们说的急性乙型肝炎;如果感染的乙型肝炎病毒量较少,人体可能在不知不觉中就清除了"敌人",进行化验乙型肝炎五项检测时,只能检测出体内的乙型肝炎病毒的抗体。在转变为乙型肝炎病毒携带者或慢性肝炎的人群中,成年人的感染过程也与婴幼儿感染不同,往往没有免疫耐受期,感染后即表现为免疫清除期,但由于免疫功能不能将乙型肝炎病毒完全清除而使"战争"拖延,发展为慢性肝炎,最后进入病毒抑制期。乙型肝炎病毒感染是否成为慢性疾病取决于患者受感染时的年龄,其中,感染乙型肝炎病毒的幼儿转为慢性感染的可能性最大。在出生第一年感染病毒的婴儿约有90%会转为慢性感染,而1~4岁被感染的儿童有30%~50%会转为慢性感染。在儿童时期转为慢性感染的成年人中,约有25%会死于与乙型肝炎病毒有关的肝癌或肝硬化。而感染乙型肝炎病毒的健康成年人中,约有90%在6个月内会痊愈并完全清除病毒;8%~10%的成年人会转为慢性感染。

乙型肝炎患者为什么男性多于女性

我国 HBsAg 阳性率男性为 10.34%,女性为 7.33%。男性高于女性,男女性别比值为 1.41：1,而乙型肝炎发病率男性却比女性多 1 倍。为什么患乙型肝炎男多于女呢？对这个性别差异问题,至今没有一个令人信服的解释。在生活中男性感染乙型肝炎病毒的机会多于女性。男性在应付事业、交际和酒宴的应酬中,增加了感染乙型肝炎的机会,同时身体得不到充分休息,抵抗力也随之下降,影响肝脏免疫力,从而易患乙型肝炎。除了这个因素外,从现代医学角度看,大致有3个方面原因可以解释。①男性细胞相关抗原与乙型肝炎病毒抗原间的交叉反应假说;②男性的白细胞抗原差异;③X染色体基因位点的遗传性关系。从这些现象不难看出,乙型肝炎病毒似乎确有"嗜男性"的特点。

乙型肝炎病毒的检测

乙型肝炎病毒是什么样的病毒

　　乙型肝炎病毒(HBV)是一种独特的病毒,具有嗜肝性,是一种DNA病毒。乙型肝炎病毒成粒状又称为丹氏颗粒,直径42纳米,核壳对称结构,有20面体;颗粒分为壳和核两部分。该基因组有3.2 kb左右的部分双链环DNA。它的体积非常小,比细菌还要小很多。当HBV侵入人体后,可与肝细胞膜上的受体紧密结合,一起穿入肝细胞质内,脱去衣壳然后进入肝细胞核内,依靠肝细胞提供的一些原料物质,进行一系列复制、转录、装配工作,这样再生成许多完整的HBV,释放至肝细胞外。胞质中的子代部分双链环状DNA也可进入肝细胞核内,并继续复制,

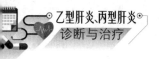

所以乙型肝炎病毒很难从体内彻底清除。

目前医院开展检测乙型肝炎病毒的方法有哪些

目前国内多数医院开展的乙型肝炎血清检测项目有以下几种:①乙型肝炎两对半;② HBV-DNA;③ 前 S2 抗原/抗体;④DNA-P。乙型肝炎两对半检测意义做详细解释。HBV-DNA 目前医院是使用"PCR"法,即体外核酸扩增技术,可以将目的基因或某一 DNA 片段在短时间内扩增至数十万乃至数百万倍,以供分析鉴定。PCR 法可以精确到 0.01 fg,相当于 2.5 个乙型肝炎病毒颗粒。这大大提高了 HBV 的检出率,是判断乙型肝炎病毒繁殖力和传染性强弱的最有力的依据。在临床可以根据 HBV-DNA 检测结果对治疗效果和治疗方案进行评测。不但有利于患者了解自己的病情,也有利于治疗方案的修正。目前只有少数医院开展前 S2 抗原/抗体检测项目,有临床资料证实,HBV 活跃复制时,pre-S2 滴度增高,反之呈低滴度或阴性。急性乙型肝炎时,若前 S2 消失早,抗前 S2 出现早,则患者多数痊愈,反之则提示慢性化的可能。由于 DNA-P 直接参与 HBV 复制,因此它与 HBV-DNA 都被视为 HBV 复制的直接标志。但因 DNA-P 检测方法较复杂,且灵敏度不如 HBV-DNA。但它是考核某些治疗乙型肝炎药物的良好指标,任何药物或消毒剂若能抑制 DNA-P 的活性就意味着能抑制 HBV 的复制。

什么是乙型肝炎病毒的"两对半"，怎样看待它的结果

乙型肝炎病毒存在三对抗原抗体系统，即表面抗原(HBsAg)和表面抗体(抗-HBs)、e抗原(HBeAg)和e抗体(抗-HBe)、核心抗原(HBcAg)和核心抗体(抗-HBc)，因核心抗原主要存在于肝细胞中，血清中不能检出，故只能检测两对半而不能检测三对，所以称为"两对半"。乙型肝炎五项指标各有其特定的意义：①HBSAg-乙型肝炎病毒表面抗原为乙型肝炎两对半中已经染上病毒的标志，并不反映病毒有没有复制、复制程度。②HBsAb-乙型肝炎病毒表面抗体为中和性抗体标志，是不是康复或有没有抵抗力的主要标志。乙型肝炎疫苗接种者，在乙型肝炎两对半中若仅此项阳性，应视为疫苗接种后正常现象。③HBeAg-乙型肝炎病毒e抗原为病菌复制标志。乙型肝炎两对半中该项持续阳性3个月之上则有慢性化倾向。④HBeAb-乙型肝炎病毒e抗体为乙型肝炎两对半中病菌复制停止标志。病菌复制减少，传染性较弱，但并不是根本没有传染性。⑤HBcAb-乙型肝炎病毒核心抗体为曾经染上过或正在染上者都会出现的标志。核心抗体IgM是新近染上或病菌复制标志，核心抗体IgG是染上后便可产生的，对于辅助乙型肝炎两对半检查有一定意义。临床上加上甲型肝炎抗体指标合称"三对半"。

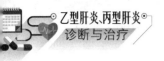

什么是乙型肝炎"大三阳"和"小三阳"

　　健康正常人如乙型肝炎五项全部阴性,说明没有感染过乙型肝炎,如出现抗-HBs 阳性,或抗-HBs 和抗-HBc 同时阳性,可能是注射过乙型肝炎疫苗或感染少量乙型肝炎病毒后治愈而出现的保护性抗体。乙型肝炎"大三阳"是指第一、三、五项(HBsAg、HBeAg、抗-HBc)阳性;乙型肝炎"小三阳"是指第一、四、五项(HBsAg、抗-HBe、抗-HBc)阳性或乙型肝炎病毒一、五阳(指 HBsAg、抗-HBc 阳性)。"大三阳"说明乙型肝炎病毒在体内复制活跃,传染性强,这类患者体内的血液、唾液、精液、乳汁、宫颈分泌液、尿液都可能带有传染性。"小三阳""一、五阳性"说明体内乙型肝炎病毒复制明显降低,传染性弱。但"小三阳"的人应进一步查 HBV-DNA,如果 HBV-DNA 呈阳性,则有可能存在病毒变异,仍有较强的传染性。如果有上述几种情况,肝功能正常,即属于乙型肝炎病毒携带者。不管"大三阳",还是"小三阳",它只代表病毒复制的程度,而不反映病情的轻重。"大三阳"如果同时有氨基转移酶增高者,首先就应注意隔离,在家庭内患者的碗筷等餐具可单独与家人分开,定期消毒,患者应到专科医院就诊,采用抗病毒治疗,提高机体免疫力和对症降酶保肝措施。

我们该怎样看待 HBV-DNA 的检测结果

HBV-DNA 称为"乙型肝炎病毒脱氧核糖核酸"。核酸是病毒的核心部分,没有核酸,病毒就不能复制。因此,检测 HBV-DNA 是判断乙型肝炎病毒有无复制的"金指标"。乙型肝炎 5 项检查的是病毒的抗原和抗体,只能宏观地表现出乙型肝炎病毒的感染情况,并不能及时反映病毒复制情况。由于乙型肝炎病毒的变异,和一些乙型肝炎病毒的隐匿性,加上乙型肝炎五项检查本身的缺陷,很多乙型肝炎患者的感染乙型肝炎并不能及时地被检查出来,所以还是需要查 HBV-DNA。HBV-DNA 检测的目的主要是判断患者病毒复制的程度,也是传染性大小,尤其在判断乙型肝炎的转归,以及疗效判断方面有很重要的作用,也是重要的用药指征之一,尤其是评价是否需抗病毒治疗时尤为重要。HBV-DNA 正常值通常情况下 $\geqslant 10^3$ IU/ml,这样的结果就是阴性。HBV-DNA 检测特别灵敏,在同一数量级变化通常不能说明病毒变化,例如 2×10^5 和 5×10^5 很可能就是没有变化,但 2×10^5 和 2×10^4,就有变化了。HBV-DNA 检查不需要空腹,也无特殊要求。目前主要采用 HBV-DNA 定量检查,但是只有大型医院才具有检查设备和技术,一些小型医院并不具备这样的条件。随着近几年检测试剂盒和检测技术的快速发展,各家医院检测试剂盒选择不同,导致能检测到的最低病毒量也不一样,有的单位检测下限是 1 000 IU/ml、有的单位是 5 00 IU/ml,

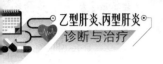

现在还有高灵敏度的 HBV-DNA 的检测,可以检查到20 IU/ml。最近国际临床研究把 HBV-DNA>20 IU/ml 定义为阳性。当然乙型肝炎病毒量的高低跟乙型肝炎的病情没有直接的关系。但有些情况下比如患者是属于乙型肝炎肝硬化失代偿阶段,这时候就很有意义了,如果病毒阳性还是要进行积极的抗乙型肝炎病毒治疗。所以乙型肝炎检查要尽量去大医院检查,不要图便宜、图省事。

HBV 能在人体哪些器官中存在

乙型肝炎病毒除侵犯肝细胞外,也可见于人体的其他器官,如血白细胞、胆管上皮细胞、血管平滑肌细胞、脾脏、骨髓、精子、胰腺、肾脏等。至于乙型肝炎病毒是否能在这些器官中复制,以及它们在发病机理中的作用还需进一步研究。

乙型肝炎的传染途径

如何判断乙型肝炎传染性的强弱

乙型肝炎属于国家法定乙类传染病,它主要是通过血液传播,另外也还存在于乙型肝炎患者的精液、经血、阴道分泌物、唾液、乳汁、泪液、尿、汗等体液中，所以亲密接触也有一定传染性。但它的传染性不像有些人想象的那样可怕，好像一接触马上就要被传染上，所以不必过分心存恐惧。首先我们要弄清什么样的人具有强传染性，一是急性乙型肝炎或慢性肝炎的急性发作期传染性较强；二是"两对半"的化验中呈"大三阳"的患者体内乙型肝炎病毒量多肯定具有传染性；三是"两对半"化验中呈"小三阳"，但 HBV-DNA 病毒滴度高，传染性肯定强；四是"两对半"化验中呈一、五两项阳性者可能有传染性，如果两者之中有一项滴度较高，说明有一定的传染性；五是单项的抗 HBc 阳性者按滴度高低决定其传染性；六是二、四、五三项同时阳性，可能有传染性或无传染性，需再测定 HBV-DNA 滴度，如滴度高就有一定传染性。

乙型肝炎的传染源是哪些人

乙型肝炎的主要传染源是体内携带乙肝病毒（HBV）的人，包括各型乙型肝炎患者，乙型肝炎隐性感染者，乙型肝炎表面抗原（HBsAg）阳性携带者及 HBV 阳性的其他患者（如肝硬化、肝癌）。乙型肝炎病毒的慢性携带者约占我国整体人群 10%，这些人无症状且长期带毒，数量庞大且不易被发现，传染乙型肝炎病毒的风险极大；乙型肝炎隐性感染者无明显症状和体征（或称"亚临床感染者"），也可称为"急性无黄疸型患者"，无黄疸型乙型肝炎患者在数量上远比黄疸型乙型肝炎患者多出 5~

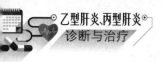

10倍。因为没有黄疸,起病时症状不明显,故对易感人群具很大危险性。目前认为隐性感染者与病毒携带者,是乙型肝炎的主要传染源。因为急性乙型肝炎,尤其是急性黄疸型乙型肝炎,容易引起别人戒备,且自愈性强,传染期较短,所以危害反而是最小的。

乙型肝炎表面抗原携带者是怎么来的

大约10个中国人中就有一个乙型肝炎病毒表面抗原阳性者,作为一个生活在中国的人,接触乙肝病毒是在所难免的事。但同样都是感染乙型肝炎病毒,为什么病情轻重不一,转归和后果各异呢? 除了每个患者感染的乙型肝炎病毒数量、毒力和感染方式等因素不同外,每个人的免疫反应状态,年龄、性别及遗传等因素都在乙型肝炎病情和病程的转归上起着重要作用。主要表现在以下几个方面:①抵御能力较弱:免疫功能低下或不全的青少年、成人接触乙型肝炎病毒后,可表现为不发病,但又不能清除病毒,使病毒与机体处于共存状态,成为乙型肝炎病毒携带者。②母婴传播:母亲对子女的垂直传播是出生后乙型肝炎表面抗原携带者最主要的感染来源。在没有预防措施的情况下,表面抗原、e抗原双阳性的母亲,引起母婴乙型肝炎病毒传播率几乎是100%。婴儿对大量入侵的乙型肝炎病毒感染缺乏免疫清除能力,呈现"免疫耐受状态"。乙型肝炎表面抗原入侵乙型肝炎病毒的去氧核糖核酸可与婴儿肝细胞的染色体基因组合,利用婴儿肝细胞复制繁殖,并逃避机体免疫系统的攻击。从而表现为长期乙型肝炎表面抗原携带状态而并不出现症状。③婴儿期感染:幼婴儿如长期与表面抗原、e抗原阳性母亲、保姆、亲属密切生活接触,如哺乳、喂食、亲吻等可导致感染。也可通过预防接种和注射途径感染。④来自慢性乙型肝炎患者:一些慢性乙型肝炎患者经过治疗后,病情得到控制,成为乙型肝炎病毒携带者。

乙型肝炎常通过哪些途径传播

　　乙型肝炎的传播途径有以下几条途径:血液传播、医源性传播、母婴传播、性接触传播和日常接触传播。血液传播是乙型肝炎传播最主要的一种途径,正常人的血液与乙型肝炎病毒血液直接接触,只需0.001 ml血液就足以传染上乙型肝炎病毒,而蚊虫叮咬、文身、美容、口唇破损接吻等都是乙型肝炎血液传染的途径。医源性传播指凡是由于接受医学检查或治疗后而传染上乙型肝炎的,称为"乙型肝炎医源性传播"。医院的被HBV污染的医疗器械(如手术刀、牙钻、内镜、阴道扩张器、腹腔镜等),如果未经消毒彻底使用时都有可能传播乙型肝炎病毒。母婴传播在我国乙型肝炎的传播途径中占有重要比例,患有急性乙型肝炎和携带HBsAg的母亲都有可能将乙型肝炎传染给新生儿。在分娩过程中传染给新生儿、在子宫内传染给新生儿(宫内传播)、产后感染新生儿。由于乙型肝炎患者的血液、精液、体液以

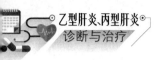
及分泌物等都含有乙型肝炎病毒,因此性交也是传播乙型肝炎的途径。据调查,同性恋、滥性交、妓女等患乙型肝炎的概率很高,性传播目前占传播途径中的 30% 左右,并且近年仍有上升的趋势。日常接触传播,日常生活密切接触(如同用一个牙刷、毛巾、茶杯和碗筷),均有受 HBV 感染的可能,HBV 还可通过破损黏膜进入密切接触者的体内。其实乙型肝炎不通过消化道和呼吸道传播,所以日常接触如握手、拥抱、一起工作、吃饭、交流等一般不会传播乙型肝炎。

什么是乙型肝炎的家庭聚集性,有遗传性吗

由于乙型肝炎病毒存在母婴传播、夫妻性接触感染、家庭成员间日常生活密切接触的传播途径,长期暴露在这样的环境中,感染上乙型肝炎病毒的机会也随之上升。家庭 HBsAg 携带者有可能传染给家庭内其他成员,出现一个家庭中有 2 个以上成员都感染乙型肝炎,这种现象称为"乙型肝炎的家庭聚集性"。我国乙型肝炎感染者约 1.2 亿,慢性乙型肝炎患者占 3 000 万以上,其中 70%～80% 表现为家族聚集性感染。过去的观点一直认为家族聚集性是由于家族内人员频繁和密切接触导致,但发现许多现象仅用密切接触根本解释不通。例如,祖母—儿子—孙子;家系中其他非血亲关系的亲属几乎都不得乙型肝炎,例如父亲患乙型肝炎,叔叔和姑姑都有乙型肝炎,但是母亲、婶婶和姑父都没有乙型肝炎。最新的研究成果表明,遗传因素,尤其是遗传

基因的多态性与乙型肝炎家庭聚集性有关。经过遗传方式分析,证实乙型肝炎病毒传播符合多基因遗传特点。

家中有乙型肝炎患者我们该怎么办

如果发现家中有人有乏力、发热、食欲不振、上腹部饱胀、恶心等症状时,要及时去医院检查,因为病程潜伏期末就有传染性,尤其是发病初期的传染性最强。如能早发现、早诊断,就可以早隔离、早治疗,从而避免延误病情,减少传染机会。家属应趁患者住院期间,进行一次彻底家庭消毒。有条件的家庭应对患者的棉衣、被子等大件物品用高压蒸汽法消毒或用环氧乙烷气体消毒。无条件者可洗衣、被,并在阳光下暴晒 1 天,最好面面晒到。患者用过的食具、用具、水杯等应经常煮沸 15～30 min,内衣最好煮沸后再洗。患者急性期后回家,如 HBV-DNA 含量高,需做到三"分开",即分开住、分开吃、生活用品分开洗放。一、让患者单住一间房。二、让患者单吃一份饭菜,不和家人混在一个餐桌上吃饭,患者吃剩下的东西不要再给别人吃。三、患者的用具、衣服要消毒后单洗单放,以免交叉传染。地面和家具可以 3%漂白粉上清液擦拭消毒。只要做好消毒隔离防护措施,我们不必如惊弓之鸟,谈"肝"色变。所以科学了解乙型肝炎,正确对待乙型肝炎,十分迫切必要。

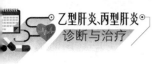

与乙型肝炎患者共同进餐会传染乙型肝炎吗

我国乙型肝炎病毒携带者和乙型肝炎患者数量众多,有相当多的患者或正常人对传播途径存在误区,比如认为和别人一起吃饭、工作、握手等都会造成乙型肝炎病毒的传播,这无形当中给乙型肝炎患者造成了很大的心理压力和社会压力。在早些年,我国流行病专家进行了一个前瞻性研究,有些医学大学生入学体检有表面抗原阳性,结果不告诉学生本人,随机地把这些学生分到不同的寝室,五年后毕业时再检测乙型肝炎指标,发现这五年因为同学和同学之间彼此的日常接触,并未有密切接触后存在乙型肝炎病毒感染现象。一般的健康成年人都有比较完善的免疫系统和完整的皮肤、黏膜屏,病毒一般很难进去。即使病毒突破了重重防线,进入了健康人的体内,免疫系统也可以迅速地把病毒消灭掉。粪便中不含有 HBV,因此不可能经粪—口途径传播。所以不会通过吃饭感染。日常工作和接触,应该不会有问题的。当然如果您有口腔溃疡或皮肤黏膜破损,最好不要与乙型肝炎患者共同进餐,因为乙型肝炎病毒有可能通过破损的黏膜进行传播。2009 年卫生部出台相关政策,取消入学、就业体检中的乙型肝炎检测项目。同时明确,禁止将携带乙型肝炎病毒作为入学、就业的限制条件。

父亲会传染乙型肝炎病毒给婴儿吗

我们知道母亲感染了乙型肝炎病毒,就有可能直接把乙型肝炎病毒传染给宝宝,这是非常好理解的事情。由于阻断母婴传播日趋受到孕妇、医生双方面的重视,如孕前抗病毒治疗和孩子出生后立即注射免疫球蛋白和乙型肝炎疫苗等措施,乙型肝炎的感染率大大降低了。那么父亲感染乙型肝炎病毒后会传染给宝宝吗?如父亲是"大三阳"或"小三阳",其精子中可检出乙型肝炎病毒DNA,该病毒存于精子头部细胞质中,精子进入卵细胞,尽管其母亲无肝炎,但这种受精卵在形成胚胎过程中,乙型肝炎病毒也在不断增殖,这种乙型肝炎病毒的传播方式称为直接父婴传播。还有一种方式,孕期夫妇生活在一起,孕期的性生活等有可能使孕妇被乙型肝炎病毒感染,这种通过父—母—婴的方式感染子代,这是一种间接的父婴传播。有资料表明,如果父亲是乙型肝炎"大三阳",没有采取任何阻断措施,出生婴儿感染概率可达 80％以上,而乙型肝炎"小三阳"者,宝宝出生感染概率为 20％左右。事实上目前乙型肝炎病毒的父婴传播的概率比母婴传播还要大,而且更容易造成终身携带,因此,必须重视乙型肝炎父婴传播的孕前阻断。

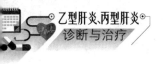

性生活会传染乙型肝炎吗

　　国外已将乙型肝炎列入性传播疾病范围。调查证实,同性恋者、性混乱者、妓女等人的乙型肝炎感染率,显著高于正常人群。因为在精液、阴道分泌物、月经和皮肤溃疡渗出液中也已检出乙型肝炎病毒表面抗原,通过接触可被感染。国内外的资料均表明,夫妻间的感染率高于父母与子女间或婆媳间。有人做过这样一个试验,把 HBsAg 阳性患者的精液注入黑猩猩阴道内后,黑猩猩发生乙型肝炎感染。近年又有人观察了 52 名新婚青年(其中男 30、女 22)为无症状带原者,HBsAg 阳性,而他们的配偶均为健康乙型肝炎五项全部阴性,经过一年时间,配偶中有39％感染乙型肝炎病毒,且通过分析排除了其他因素的感染,主要是通过夫妻间性生活感染的。所以性生活是传播乙型肝炎途径之一。如配偶是乙型肝炎表面抗原阳性者,在没有保护性抗体的情况下,建议性生活尽量戴安全套。

一旦意外接触 HBV 感染者的血液和
体液后该怎样预防

　　如果在日常生活中意外接触 HBV 感染者的血液和体液,不必大惊小怪,惶惶不可终日,可在医务人员指导下按以下流程处理:①在伤口周围轻轻挤压,排出伤口中的血液,再对伤口用0.9%NaCl 溶液冲洗,然后用消毒液处理;②应立即检测 HBV-DNA、HBsAg,3～6 个月后复查;③如接种过乙型肝炎疫苗,且已知抗 HBs 阳性(抗 HBs≥10 mIU/ml)者,可不进行处理。如未接种过乙型肝炎疫苗,或虽接种过乙型肝炎疫苗,但抗 HBs<10 mIU/ml 或抗-HBs 水平不详者,应立即注射 HBIG 200～400 IU,同时在不同部位接种 1 针乙型肝炎疫苗(20 µg),于 1 个月和 6 个月后分别接种第 2 针和第 3 针乙型肝炎疫苗(20 µg)。

症状篇

乙型肝炎的临床症状

如何早期发现自己有肝病,肝病有哪些前兆症状

肝病早期属于隐匿性疾病,可能会悄无声息,等到发现时已到晚期了,治疗已经相当棘手。肝病的症状如我们平时曾有过类似"感冒"的症状,或突然出现神疲力乏、精神倦怠、两膝酸软、食欲不振、厌油、恶心、呕吐、腹胀、腹泻或便秘等消化道症状。严重患者口中常有一种类似烂苹果的肝臭味;无明显诱因而突然感到右季肋部有隐痛、胀痛、刺痛或灼热感。或出现巩膜,皮肤、小便发黄,小便呈浓茶色,夜间出现暗适应能力下降或夜盲现象。当出现上述症状时,应立即去医院门诊进一步检查。

急性乙型肝炎有什么临床症状

乙型肝炎的潜伏期较长,有 45～160 d,平均 60～90 d。急性乙型肝炎有黄疸型和无黄疸型 2 种,这两种急性乙型肝炎的

症状也不相同。①黄疸型:临床可分为黄疸前期、黄疸期与恢复期,整个病程2～4个月。多数在黄疸前期具有胃肠道症状,如厌油、食欲减退、恶心、呕吐、腹胀、乏力等;黄疸期患者自觉症状可略有好转,但由于血清胆红素浓度增高,使皮肤、黏膜、眼睛巩膜、尿液等处被染成黄色所致黄疸出现,肝脏可肿大,有充实感,伴有压痛、叩击痛。部分病例伴有脾脏肿大;恢复期黄疸消退,症状减轻直至消失。②无黄疸型:临床症状轻或无症状,大多数在查体或检查其他病时发现,有单项 ALT 升高,易转为慢性。

急性乙型肝炎患者只要及时得到早期诊断,采取适当的休息、营养和一般治疗,大多数患者可在3～6个月内自愈,并终身具有免疫力。

慢性乙型肝炎有什么临床症状

乙型肝炎病程超过6个月以上就演化为慢性乙型肝炎,慢性乙型肝炎早期难以通过临床表现发现,可以没有任何症状,直到病情发展到一定程度导致肝功能有明显的损伤,或出现并发症时才出现一系列症状。慢性乙型肝炎的症状轻重与病情的轻重有一定关系,但并不完全平行,是由于每个人的身体条件不同,以及生活环境和习惯不同所致。慢性乙型肝炎症状分为慢性迁延性肝炎和慢性活动性肝炎两种。①慢性迁延性肝炎:临床症状轻,无黄疸或轻度黄疸、肝脏轻度肿大,脾脏一般触不到。肝

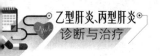
功能损害轻,多数表现为单项 ALT 波动、血浆蛋白无明显异常,一般无肝外表现。②慢性活动性肝炎:病程超过半年,可出现肝病面容,表现为面色黧黑、黄褐无华、粗糙、唇色暗紫等;还可引起颜面毛细血管扩张,蜘蛛痣及肝掌,有些患者可有脾肿大。厌食、恶心、腹胀等消化道症状及乏力、萎靡、失眠、肝区痛等神经症状明显,肝功能损害显著,ALT 持续或反复升高,麝浊明显异常,血浆球蛋白升高,A/G 比例降低或倒置。部分患者有肝外表现,如关节炎、肾炎、干燥综合征及结节性动脉炎等。自身抗体检测如抗核抗体、抗平滑肌抗体及抗线粒体抗体可阳性。

重症肝炎有什么临床症状

重症肝炎又称为暴发型肝炎、坏死型肝炎或急性黄色肝萎缩。其发病率约占乙型肝炎患者的 1%,以青壮年居多,但临床病死率极高,高达 70%~90%。本病与一般急性黄疸型肝炎的区别是:起病急骤,消化道症状较重,黄疸迅速加深,伴有神经系统症状,肝功能损害严重,凝血时间延长和代谢紊乱等。临床表现特点:①起病急骤,病情日益加重,黄疸出现后,一般症状不见减轻,食欲不振、恶心和腹胀加重,常伴有发热、频繁呕吐及呃逆现象。②黄疸迅速加深:每天血清胆红素上升大于 17.1 μmol/L,短时间内出现明显的皮肤巩膜黄染,有浓茶样的尿色改变。个别患者因起病过于急骤,在黄疸未出现前即可死亡。③腹水及出血顽固性腹胀,往往是出现腹水的先兆,腹水的出现与黄疸高峰期接近。患者伴有不同程度的出血。出血可发生在不同部位,如皮下出血、注射部位的瘀血斑、鼻衄、齿龈出血及月经不止等。严重时,可出现呕血、便血或形成腹水。出血的原因,是肝脏功能衰竭、合成蛋白障碍、血中凝血因子(如血小板、纤维蛋白原、凝血酶原、凝血因子等)浓度下降等。④肝昏迷:是诊断的必备条件。多数患者病发后表现为性格改变、行为异常、多语、答非所问、狂躁。随后进入昏迷状态,表现为意识不清,呼之不应,对疼痛刺激无反应。若出现头痛、恶心、呕吐、球结膜水肿、瞳孔大小不等、边缘不整、全身肌张力增高、伸肌强直、阵发性痉挛等,可能已经脑水肿。并发脑疝时,可突然出现血压下降或呼吸停止死亡。⑤肝脏绝对浊音界缩小或进行性缩小:叩诊肝脏绝对浊音界普遍在 3 个肋间隙内,个别病例可出现叩空现象。

淤胆型肝炎有什么临床症状

淤胆型肝炎,又称毛细血管性肝炎或胆汁淤积型肝炎,是由多种原因引起的毛细胆管排泌功能障碍,胆汁不能主动经胆小管排入胆道系统,却反流至血液中引起胆汁酸增高,淤胆型肝炎的主要临床特点是患者出现较长时间的(3～6 个月)肝内完全梗阻性黄疸,如大便颜色变浅,呈灰白色陶土样,小便颜色深黄,尿中胆红素阳性,尿胆原和尿胆素均为阴性,皮肤瘙痒,血中直接胆红素升高,血清 ALT 轻度或中度升高,胆汁酸增高,γ 转肽酶

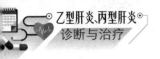
及碱性磷酸酶（ALP）明显升高。黄疸出现后，症状仍继续存在，但相对较急性黄疸型肝炎轻。有的患者甚至无症状，仅表现为重度黄疸。病程虽长，但预后良好，多数患者可逐渐自愈，很少转为慢性。常见的有病毒性淤胆型肝炎、药物性淤胆型肝炎和原发性胆汁性肝硬化等。病毒性淤胆型肝炎约占病毒性肝炎患者的3%，甲型、乙型、戊型肝炎均可引起，多发生于急性肝炎发病数周之后。

肝炎患者为什么有肝区痛的症状

　　肝、胆组织中分布着许多内脏神经的感受器，一旦肝脏发生炎症或接受压力、温度或化学性刺激，冲动传入大脑，产生疼痛、压痛甚至绞痛或针刺样、烧灼样感觉。肝包膜上的神经与膈神经相连，属脊髓感觉神经支配。急性肝炎患者由于肝脏充血、肿胀、渗出和肝细胞坏死，把肝脏餐具的包膜极度撑开，撑紧的肝包膜刺激神经后产生肿痛、钝痛或针刺样疼痛，体检时患者常诉有触压或叩击痛。肝区痛是右侧季肋部的自发性疼痛。由于肝脏周围邻近脏器组织较多，所以肝区痛者不一定就是肝炎，应从多方面找原因。如固定性的书写体位，可使肋间肌肉受压产生局部疼痛，肋间神经痛、肋间肌损伤、胸膜或肺组织的病变、肝胆结石、胆囊炎、肝癌等均可引起肝区疼痛。有了肝区疼痛应及早到医院就诊，做进一步的检查，找到引起肝区疼痛的真正原因。

乙型肝炎患者为何出现乏力

常有乙型肝炎患者感觉身体疲倦乏力,其程度一般与肝病的严重程度一致,并随乙型肝炎的好转而逐渐减轻其程度轻重不一。轻者感觉工作不能持久,易疲乏,工作效率减低。较重者感觉全身乏力,两腿沉重,稍行动便觉全身软弱无力,不能支持,须卧床休息。疲倦乏力发生原因在于:①肝细胞受损导致血中胆碱酯酶下降,引起神经和肌肉结合的生理功能紊乱,使作用神经传导介质的乙酰胆碱在释放后不能及时破坏,较长时间作用横纹肌,使横纹肌兴奋过度而转入抑制。②糖代谢紊乱,患乙型肝炎时糖的代谢发生紊乱,乳酸转化为肝糖原的过程迟缓,使乳酸在肌肉组织中堆积。同时糖代谢紊乱,也使三磷酸腺苷(ATP)的生成减少,肌肉组织能量供应不足。③胆盐滞留肝脏有病时,影响胆汁排泄。胆盐在体内滞留,而胆盐抑制了胆碱酯酶的作用。④维生素 E 缺乏,患有乙型肝炎时肝脏受到损伤,肝脏有病时胆汁排泄不畅,胆内脂肪消化及吸收存在障碍,影响维生素 E 的吸收以致体内维生素 E 含量减少。维生素 E 具有调节体内酶系统的作用,能减少组织中氧的消耗,有利于增强组织对低氧的耐受性。维生素 E 缺乏时肌肉耗氧增加,导致肌营养不良,出现乏力症状。

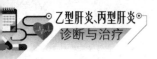

乙型肝炎患者为何出现腹胀

　　腹胀亦为乙型肝炎常见症状,患者因饱胀往往食欲减退,进食量减少。产生腹胀的原因是多方面的,如肝炎所导致的消化系统各器官多种消化酶的分泌减少,消化道对气体吸收功能的减弱,胆汁分泌减少和郁积对脂肪消化能力的减弱,肝脏的门静脉阻力增加导致腹腔静脉系统血流减慢和循环障碍,血浆蛋白降低和血浆渗透压的改变导致组织间隙的水肿等。中医认为,腹胀多系外感湿热、饮食不调、情志郁结或体弱脾虚等原因引起脾胃失调,运化不健所致。

乙型肝炎患者为何出现面色变黑

　　许多病程较长的肝炎、肝硬化患者皮肤色素沉着较明显,面部呈现暗灰色,夹杂着"钞票纹"(毛细血管扩张),失去正常应有的光泽和弹性,尤其是眼眶周围更为明显。这种皮肤黝黑称为"肝病面容",是因为肝脏功能受到损伤时,体内一些色素物质的代谢发生紊乱所致。

乙型肝炎患者为何会发热

乙型肝炎患者会发热主要是因为乙型肝炎患者肝脏有炎症,从而导致肝细胞坏死,肝功受到损害,肝脏解毒功能低,导致体内代谢的毒性物质不能被及时清除,从而刺激体温调控中枢而引起发热。一些乙型肝炎患者在使用西药进行抗病毒治疗时,有些药物也会引起发热。另外,胆道系统细菌感染的并发症也会引起发热。

乙型肝炎的并发症

什么叫肝原性糖尿病,怎样治疗

肝源性糖尿病是指继发于肝实质损害的糖尿病,临床表现以高血糖、葡萄糖耐量减少为特征。我国肝源性糖尿病多继发于慢性肝炎、肝硬化。有研究资料显示,约有80%的慢性肝病患者存在糖耐量异常,国内报道的丙型肝炎糖尿病发病率为27.6%,而乙型肝炎患者中患糖尿病的概率要小得多,统计为9%~16%,正常人群糖尿病发生率仅为0.6%。肝源性糖尿病的发生机制主要是与糖原合成减少、胰岛素利用不足,影响糖

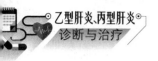

的利用和转化有关,由此造成血糖的升高。临床上表现为以空腹血糖正常或轻度升高,而餐后血糖明显升高为特征。为与2型糖尿病鉴别,可用胰岛素释放试验和C肽释放试验。肝源性糖尿病患者的临床表现典型的"三多"症状多不明显,往往被慢性肝病症状:乏力、食欲缺乏、腹胀、脾大、黄疸及腹水等所掩盖,极少发生酮症酸中毒等并发症。因此,慢性肝病病程在1年以上者要定期做血糖检测,肝硬化患者也要在每次复查时对血糖进行检测。

针对肝源性糖尿病的治疗,要兼顾肝损害和糖尿病两个方面:①肝病本身的治疗,随着肝病好转、肝源性糖尿病往往相应好转。②饮食控制是最为重要的基础治疗,即强调少量多餐、少吃高糖、高脂食物,可多吃一些新鲜蔬菜和低糖水果增加蛋白质、维生素和纤维素的摄入。③原则上禁用口服降糖药,中度以上的肝源性糖尿病需予以药物治疗,可尽早给予胰岛素治疗控制理想血糖水平。

慢性乙型肝炎患者为什么不可忽视牙龈出血

一旦肝病患者出现了口腔疾病,特别是慢性乙型肝炎患者出现牙龈出血,一定要及时去医院进行治疗及时的控制病情发展。不要由于一时疏忽,而错过了病情治疗的最佳时期。肝炎可引起轻度的白细胞及血小板减少,近年来还发现可引起全血细胞减少和再生障碍性贫血。因此,如发现原因不明的贫血患者,还应考虑是否有患肝炎的可能。肝病的出血除了牙龈出血外往往还可出现全身其他部位的出血和异常。如关节出血肿胀,皮肤破口后不易止血,以及全身可出现出血点等。另外化验可查出凝血时间延长、血小板降低等。

氨基转移酶升高是什么原因造成的

氨基转移酶升高最常见的原因是病毒性肝炎,酒精性、药物性、免疫性、遗传性或代谢性肝病等。多数通过病史、体检和一系列化验可确定肝病病因,但仍有一部分肝功能异常不能通过常规检查被解释。当病因不能通过常规方法确定时,肝穿刺检查当成为首选。但遗憾的是,它常常不能提供病因诊断和区分酒精性肝损害,对慢性肝功能异常者诊断的意义是有限的。长期转氨酶轻度升高,无明显饮酒或酗酒史,无症状或有非特异性症状,没有慢性肝病的特征。实验室检查可见血清转氨酶比正常上限高 2~3 倍,其余肝功能检查正常或接近正常。HBsAg、抗 HCV、抗线粒体抗体阴性;抗核抗体≤1/320;血浆铜蓝蛋白、α_1 抗胰蛋白酶、转铁蛋白饱和度正常。超声检查可见右上腹部肝区高回声。腹部 CT 检查显示,肝脏密度较脾脏低,通常为弥漫性,对于这样的不明原因氨基转移酶升高,我们要警惕是否是酒精性脂肪肝造成的。

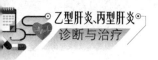

何为肝掌、蜘蛛痣,它们是怎样产生的

肝掌又称"朱砂掌",是指有些肝炎患者双手手掌两侧的大、小鱼际和指尖掌面呈粉红色斑点和斑块,色如朱砂,加压后即变成苍白色,解除压迫后又呈红色,掌心颜色正常,如果留意观察的话,可看见大量扩展连片的点片状小动脉。有的情况下不仅手掌有,脚底也有。肝掌为慢性肝炎、肝硬化的重要标志之一,尤其以肝硬化患者发生率最高,肝掌生成的因素与肝功减退而致的体内雌性激素过多、肝部灭活作用降低有很大关系。因此,肝掌会随肝功能好转而减轻或消失。对慢性肝炎的病情判断有参考价值。

在慢性肝炎和肝硬化的患者中经常发现在脸部、颈部、手部有一种形态很像蜘蛛网样的痣,痣的中心是一个小红点,周围放射出许多细小的红丝,整个直径 0.2~2 cm,这种痣称为"蜘蛛痣",少数患者也可能发生在口、唇、耳等部位。如果用细的尖硬物去压迫痣的中心,可以使整个蜘蛛痣全部消失,出现蜘蛛痣的个数因人而异,有些患者只有几个,有些患者可多达几百个。蜘蛛痣一定意义上是肝脏功能衰竭的警示灯,因为蜘蛛痣的生成与肝功减退也有关,肝脏疾病会使肝细胞对雌激素的灭活能力降低,致使血液中雌激素增多,过多的雌激素有扩张小动脉的作用,即形成蜘蛛痣。因此,蜘蛛痣也随着肝功能的好坏而减轻、消失或增长。

但值得注意的是,出现肝掌并不一定都有肝病。正常人也可能会出现肝掌,幼年也可存在,主要和遗传有很大关系。另外,风湿性关节炎、营养不良、恶性肿瘤及嗜酒者,繁重的体力工作者中也偶见有肝掌者。所以肝掌与肝病不可轻易画等号。蜘蛛痣也不是肝病所特有的,正常生理期亦可见蜘蛛痣,青春期少女及怀孕期间妇女由于体内雌激素含量增多,会出现蜘蛛痣;另外,嗜酒者、营养不良者、皮质醇增多者也偶见有"蜘蛛痣"。肝掌与蜘蛛痣自身对身体并没有任何伤害,但如果发现,应立即到医院就诊,进行相关检查,以便查找病因,及时进行对症治疗。

什么叫乙型肝炎相关性肾炎,它有什么样的临床表现

　　在日常生活中发现有些年轻患者患了乙型肝炎后服用保护肝脏的药物后,肝炎的症状有所好转。可不久又出现了新的症状,如眼皮肿、精神疲倦等。到医院检查发现尿中有大量的蛋白和少量红细胞;血中胆固醇增高、白蛋白降低,这表明患了肾病综合征。这就称之为乙型肝炎病毒相关性肾炎。本病儿童多见。起病年龄多为儿童及青少年,男性居多。自 1971 年 Combes 首次报道一例男性患者具有持续 HBsAg 血症,16 个月后发生膜性肾病并发现肾小球内有 HBsAg 沉积,从此引起了对本病的普遍关注。它的发病机制可能是乙型肝炎病毒感染人体后,作为一种抗原与人体所产生的相应抗体结合,形成一种免疫

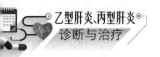

复合物,这些免疫复合物沉积在肾脏组织中,引起肾脏的损伤而致病。但并不是所有得了乙型肝炎的孩子都要得肾炎,也不是肝炎越重得肾炎的机会越多。有的孩子乙型肝炎的症状很轻,也患了乙型肝炎病毒相关性肾炎。只有当乙型肝炎病毒抗原和抗体形成了免疫复合物,通过血液进入肾脏并在肾脏沉积下来,才能致病。因此,患乙型肝炎病毒相关性肾炎与患儿本身免疫状况有关。HBV 感染伴有肾小球肾炎的发病率为 6.8%～20.0%,所有患者均出现镜下血尿或蛋白尿、起病隐匿,多在查尿时发现。部分患者可以肾炎综合征或肾病综合征起病,表现为肾病综合征者,伴有不同程度水肿、可有大量腹水;表现为系膜毛细血管性肾炎者,40% 有血压升高,20% 肾功能不全。临床诊断标准:①血清 HBV 抗原阳性。②患肾小球肾炎并可排除狼疮性肾炎等继发性肾小球疾病。③肾组织检出 HBV 抗原。并一致指出肾小球中找出 HBV 抗原是诊断 HBV 相关肾炎的最基本条件。同时表现肝脏和肾脏的症状。肝病的临床表现主要是食欲减退、恶心、呕吐、上腹不适、肝区疼痛及全身无力。但常有一些孩子缺乏典型肝炎的症状,在体检时或得了肾脏病后偶尔发现肝功能的异常。因此,有部分孩子仅表现为肾脏病的症状。肾脏症状的出现距肝炎发病的时间可长可短,时间短的仅 1 个月,长的是在乙型肝炎病毒感染后几年才出现,最长的可达 20 年。这种病的肾脏病表现多种多样,有的孩子表现为肾炎,有的表现为肾病综合征或 IgA 肾病,也有的肾脏症状不明显,检查小便时才发现尿常规不正常。临床上多数儿童的肾脏病是以肾病综合征为表现,有浮肿、大量蛋白尿、低蛋白血症、血清胆固醇增高等现象;也可有 IgA 肾病或急、慢性肾炎的相应表现,如镜下血尿和少尿,这种血尿常迁延不愈或反复出现,有的孩子血尿可持续 4～5 年。这也是乙型肝炎病毒相关性肾炎与其他肾脏疾病的不同之处,即症状不典型,临床表现多种多样。

关节疼痛与肝炎有关吗

约有 10% 以上的急性肝炎患者是以关节痛开始的。慢性肝炎伴有关节痛的达 50%,常累及大关节,少数人还有红肿和活动障碍。在患者的关节液中可查到肝炎抗原颗粒。肝炎好转后,关节痛也会随之消失。在急性乙型肝炎前驱期,有 20%～40% 的患者发生关节痛或关节炎,这种情况常被忽视。受累的关节为单个,也可为多个,以腕、肘、膝关节多见,无剧烈疼痛,与游走性风湿性关节炎颇相似。

结节性多动脉炎与乙型肝炎病毒有关吗

过去一般都认为乙型肝炎病毒是一种嗜肝性病毒,只能引起肝脏疾病,并不侵犯其他器官组织。可是,近几年来的研究发现,在肝外的很多器官组织中,也能检测到乙型肝炎病毒抗原(HBsAg、HBcAg、HBeAg)和乙型肝炎病毒脱氧核糖核酸(HBV-DNA)。它们以免疫复合物的形式沉积于肝外的器官组

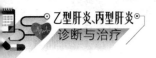

织中,在临床上可以引起很多疾病。结节性多动脉炎约有1/3病因与乙型肝炎病毒感染有关。可能与乙型肝炎病毒抗原诱导的免疫复合物能激活补体、诱导和活化中性粒细胞引起局部的血管炎症损伤有关。结节性多动脉炎的临床表现多种多样。可急性或者隐匿性起病,疾病的严重程度因人而异有的只表现为轻微的局限性病变,有的可表现为严重的全身多器官受累,如皮肤、关节、肌肉以及神经系统。本病预后不一,有的得以缓解,有的因心、肾功能衰竭而危及生命,有的则可能残存高血压、心脏病等。

乙型肝炎患者皮肤上有什么症状

如果得了乙型肝炎,在定期检查肝功能时,还要注意皮肤上的变化,如有下列症状则要进一步去专业医疗机构进行诊治。常见的有红斑、斑丘疹,这些症状往往在黄疸或其他症状出现前1～6周出现,或出现急性或慢性荨麻疹,而且反复发生,严重的患者,可伴有高热、腹痛等全身症状。乙型肝炎患者有全身性的皮肤瘙痒,有人是暂时的,有人则是持续瘙痒。特别是有黄疸患者,皮肤瘙痒早在黄疸出现前数月或黄疸出现后1年发生。一旦出现皮肤色素沉着、蜘蛛痣和肝掌,则意味有可能转变成肝硬化。

慢性肝病患者为什么会出现夜间"抽筋"

慢性肝病患者可出现低血钙,低血钙又可引起夜间"抽筋"的临床表现。那么肝病患者为什么会出现低血钙呢?①慢性肝病患者的门脉高压可影响肾功能,造成钙磷代谢异常,钙从尿中排泄增多。②肝病患者食欲差,造成钙进食减少。③服用某些药物,如利尿药,造成钙排泄增多。因此,肝病患者应注意适当补钙。

诊断篇

乙型肝炎病毒指标的检查方法

⊂ 乙型肝炎患者为什么要检测病毒的指标

对于乙型肝炎患者,需要行病毒指标检测,包括乙型肝炎"两对半"及 HBV-DNA 检测,因为这对于判断病毒是否复制? 是否具有传染性? 是否需要行抗乙型肝炎病毒治疗等都具有重要的意义,为此,乙型肝炎患者均需要行病毒相关指标检测。

⊂ 怎样看待乙型肝炎"两对半"的检查结果?

乙型肝炎两对半检查项目包括乙型肝炎病毒表面抗原(HBsAg)、乙型肝炎病毒表面抗体(HBsAb)、e 抗原(HBeAg)、E 抗体(HBeAb)以及核心抗体(HBcAb)。①第一项阳性,其余4 项阴性,说明是急性乙型肝炎病毒感染的潜伏期后期。②第一、三项阳性,其余三项阴性,说明是急性乙型肝炎的早期。③第一、三、五项阳性,其余两项阴性,俗称"大三阳",这种情况说明是急、慢性乙型肝炎。④第一、五项阳性,其余3项阴性,说明是急、慢性乙型肝炎。⑤第一、四、五项阳性,其余2项阴性,俗称"小三阳",说明是急、慢性乙型肝炎。⑥第五项阳性,其余4项阴性,说明是乙型肝炎病毒的隐性携带者或处于感染的窗口期,也说明曾经感染过乙型肝炎病毒。⑦第四、五项阳性,其余3项阴性,说明是急性乙型肝炎病毒感染的恢复期,或曾经感染过乙型肝炎病毒。⑧第二、四、五项阳性,其余2项阴性,说明是乙型肝炎的恢复期,已有免疫力。⑨第二、五项阳性,其余3项阴性,说明是接种了乙型肝炎疫苗后,或是乙型肝炎病毒感染后已康复了,已有免疫力。在感染乙型肝炎病毒后转归中,可能还可碰到不典型的组合,不必担心,建议过段时间再次复检,一般不典型的情况不会持续太久。

单项核心抗体(抗HBc)阳性说明什么

我们在临床工作中,遇到有一部分人血清单项抗-HBc阳性,大多数都会问同样一个问题:"我为什么会是抗-HBc阳性?又会有什么不良后果?"一般人感染乙型肝炎病毒后,血清中首先出现乙型肝炎病毒核酸(HBV-DNA),约1个月后出现乙型肝炎病毒表面抗原(HBsAg)和e抗原(HBeAg),尔后出现抗-HBc等。随着病情的逐渐好转,血清中HBV-DNA、HBsAg和HBeAg先后转为阴性,在HBsAg消失后隔一段时间,出现乙型肝炎表面抗体(抗-HBs)。此时抗HBc与抗HBs可同时阳性。

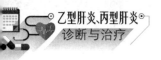

由于抗-HBs在血清中持续存在时间较抗HBc短,因此,经过一段时间后,抗HBs消失,仅单项抗HBc阳性。无论是有临床症状的乙型肝炎患者还是没有临床表现的隐性感染者,他们康复后,血清学检查均可表现为单项抗HBc阳性。因此,单项抗-HBc阳性,特别是抗HBc低水平阳性,多表示该人既往感染过乙型肝炎病毒,现已康复,体内的乙型肝炎病毒已被清除,他们可以像正常人一样学习和工作。但也有一部分单项抗HBc阳性者,特别是抗HBc高水平阳性者,其体内仍有乙型肝炎病毒复制,但因病毒复制水平低,不易用常规方法检出。但用敏感的乙型肝炎病毒核酸扩增法检测,可发现他们HBV-DNA阳性。因此,当机体抵抗力下降时,病毒复制活跃,他们可再次复发乙型肝炎。因此,抗HBc高水平阳性者,不能献血或提供器官等,以免传染他人。同时,他们自己也应劳逸结合,注意营养,适当锻炼,增强体质,防止乙型肝炎再次复发。如有不适,应及时去医院检查和治疗。

何为乙型肝炎"三对半"

现在查乙型肝炎,项目越来越多,以前是"两对半",后来增加了一个HBc-Ab-IgM(核心抗体IgM),成了三对,现在又出现了一个Pre-S1(乙型肝炎病毒前S1抗原,简称"S1抗原"),"两对半"变成了"三对半"。即检查如下7项指标:乙型肝炎病毒表面抗原(HBsAg)、乙型肝炎病毒表面抗体(HBsAb)、e抗原

(HBeAg)、e抗体(HBeAb)、核心抗体(HBcAb)、核心抗体IgM (HBcAb-IgM)及乙型肝炎病毒前S1抗原(Pre-S1)。如抗HBc-Ab-IgM阳性提示体内可能有乙型肝炎相关的免疫活动,Pre-S1抗原阳性是传染性强的指标,在乙型肝炎病程全过程中检测Pre-S1抗原均有重要意义:早期检测Pre-S1抗原具有早期诊断价值。在HBV感染的中后期,Pre-S1抗原持续阳性,则预后不良,有可能成为持续的HBV携带者或发展为肝硬化甚至肝癌。

HBV-DNA 检测有何临床意义

　　HBV-DNA为乙型肝炎病毒脱氧核糖核酸。乙型肝炎病毒只含有一种核酸DNA。核酸是病毒的核心部分、病毒的基因都在这里,没有核酸,病毒就不能复制。因此,检测HBV-DNA是判断乙型肝炎病毒有无复制的"金指标"。乙型肝炎5项的检查可以检测出自己是不是乙型肝炎病毒携带者,但是却不能确定病毒量的多少,而HBV-DNA的检查就可以知道具体病毒有多少。HBV-DNA检测给临床带来的意义有以下几点:①治疗前进行病毒定量检测,能了解乙型肝炎病毒在体内是否复制,传染性有多强;②治疗后定量PCR可直接准确地测定体内病毒数量,有助于疗效的判断;③怀孕前进行定量PCR测定,有助于选择有利的怀孕时机,乙型肝炎孕妇进行定量PCR检查,有助于使部分患者得到及时、正确的诊断。

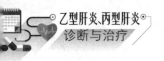

乙型肝炎患者什么情况下需行 HBV-DNA 检查

　　查了乙型肝炎两对半,如全是阴性,当然无须进一步检查 HBV-DNA,但有些指标阳性,可能还需 HBV-DNA 检测病毒,因为这对于乙型肝炎的防治及患者预后,对周围人群的传染程度高低的评估具有十分重要的意义,检测乙型肝炎"两对半"能反映乙型肝炎病毒有无复制、有无传染性,为何还要检测 HBV-DNA 呢? 这是不是重复检查,增加了患者的负担? 可以肯定,下列情况下检测 HBV-DNA 是必需的:①如果乙型肝炎患者是"小三阳",一般说这是乙型肝炎病毒进入非复制状态,传染性消失或很低,病情也应当趋于稳定。有时"小三阳"患者肝功明显异常、自觉症状较重,这时有必要检测 HBV-DNA,如呈阳性这时意味着乙型肝炎病毒已发生了基因变异,或又感染了新的乙型肝炎病毒,也称"异型乙型肝炎",病情有恶化趋势,一定要加倍治疗或更换药物。②在检测患者"两对半"时,仅发现其中 1 项阳性,如 HBsAg 阳性或抗-HBc 阳性,这并不能说明患者体内的病毒有无复制,必需检测 HBV-DNA,一旦阳性、就可肯定仍有病毒复制、也有传染性。③有一些肝炎患者的"两对半"五项全部阴性,甚至甲、丙、丁、乙型肝炎病毒标志物也是阴性,但患者的转氨酶却很高,有黄疸、肝功能损伤明显,这是怎么回事呢? 通过测 HBV-DNA 后,可能发现为阳性,就此可断定这种肝炎叫"慢性隐匿性乙型肝炎",在不明原因的肝炎中,此类型肝炎占

30%～60%。④有的乙型肝炎患者竟被检测到抗 HBs,这是保护性抗体,它的阳性说明感染结束,但为什么患者的病情依旧,并无好转迹象? 如 HBV-DNA 阳性,问题又解决了,这叫"抗HBs 阳性乙型肝炎",也是病毒变异惹的祸。所以以 HBV-DNA的存在与否来划分病毒复制及其是恢复最为准确,也只有通过观察 HBV-DNA 才能准确掌握药物抗病毒的疗效。

什么是 HBV-cccDNA,我们为什么要关注它

HBV-cccDNA 的全称是"乙型肝炎病毒共价闭合环状DNA",是乙型肝炎病毒前基因组 RNA 复制的原始合成模板,是乙型肝炎病毒持续感染的关键因素,乙型肝炎病毒 cccDNA 是乙型肝炎病毒复制中重要的中间产物,一旦它在肝细胞核内形成,就具有高度的稳定性,可长期存在于肝细胞内,不但起着模板复制的作用,而且还像深深扎根在泥土里的野草一样很难完全清除。无论用什么抗病毒药物,无论细胞质内的 DNA 受到多大的抑制,也无论用药的时间有多久,都很难清除这种 cccDNA。一些乙型肝炎患者血液检查 HBV-DNA 已经呈阴性,但是病情并未缓解,其实只要肝细胞内有很少量的 cccDNA,当停药后,核内的 cccDNA 又可再次成为病毒复制的"模型",继续复制乙型肝炎病毒的 DNA。这样就造成了一些慢性肝病患者经过反复多次治疗,病情总是不见效果。乙型肝炎治疗只有清除了细胞核内的 cccDNA,才能彻底消除乙型肝炎患者病毒携带状态,遗憾的

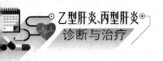

是目前为止,尚未研发出这样的药物。只有通过抽血化验检测出外周血单个核细胞内和肝组织的 HBV-cccDNA,这样可以避免和克服以往乙型肝炎病毒指标检测的局限性,HBV-cccDNA检测是目前诊断乙型肝炎病情和判断疗效最有潜力和价值的指标。

目前检测 HBV-cccDNA 的方法有哪些,有什么意义

乙型肝炎病毒共价闭合环状 DNA(HBV-cccDNA)的发现与检测方法的建立始于 20 世纪 80 年代,随着聚合酶链反应(PCR)技术的发展,相关技术开始应用于乙型肝炎病毒cccDNA 检测。目前 HBV-cccDNA 的定量检测技术主要有以下 3 种:选择性荧光定量 PCR 法;嵌合引物荧光 PCR 法和侵入分析法。HBV-cccDNA 是 HBV-mRNA 和前基因组 RNA 的合成模板,是 HBV 持续感染的关键因素,检测 HBV-cccDNA 对进一步认识 HBV 生活周期及指导抗病毒治疗等有重要意义。第一,cccDNA 可作为评价抗乙型肝炎病毒药物疗效的新指标。第二,检测 HBV-cccDNA 可作为评价抗乙型肝炎病毒是否能感染肝外组织的客观指标之一。第三,检测 HBV-cccDNA 可评价乙型肝炎患者病情和传染性大小。乙型肝炎病毒 cccDNA分子虽存在于肝细胞核内,但从理论上推测,如果乙型肝炎患者变性坏死的肝细胞较多,血清中是完全有可能检测到

cccDNA 的,而且理论上讲,肝细胞变性坏死越严重(如肝衰竭大面积肝坏死时),外周血中检测到 cccDNA 的机会也应该越大。第四,应用于肝移植,即肝脏移植供者的筛查和受者 HBV 感染或再感染的早期发现。因不排除抗-HBc 阳性供体肝脏中存在乙型肝炎病毒可能,如阴性则没有必要进行过度的预防性抗病毒治疗。

乙型肝炎患者病情轻重检查手段

慢性乙型肝炎患者怎样早期发现肝纤维化

肝纤维化是所有慢性肝病发展至肝硬化的中间必经阶段。但肝纤维化这个阶段是可逆的,如采取积极的预防和治疗措施可以阻断肝纤维化发生和向肝硬化阶段进展。因此,早期发现就显得尤为重要。目前虽有血清化验反映肝纤维化的指标,但由于采用的是放免法,得到的结果不稳定,误差比较大,所以在临床检查中渐渐较少采用。肝穿刺活检病理学检查是判断肝脏组织病理变化的金指标。然而,肝穿刺活检有一些令患者难以接受的不利因素:患者担心并发症,在心理上难以接受,顾虑很大,难以普遍实施;肝穿刺活检在纤维化分级上仅仅有 80% 的准确度;肝穿刺活检组织也有局限性;病理读片医生的水平也影响结果的判定。因此,肝穿刺活检可能不是普查早期肝纤

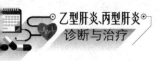

维化的最佳方法。那么有什么方法能早期发现肝纤维化又无
创伤呢？肝脏瞬时弹性探测仪 Fibroscan，即肝纤维化扫描仪，
是一项建立在超声诊断基础上的快速便捷、非侵袭性新技术。
通过测定肝脏瞬时弹性图谱来反映肝实质硬度，当肝组织出现
纤维化病理改变时，可评估肝脏纤维化的程度并进行定量分
级，可早期发现肝纤维化。

何为"肝纤 4 项"

通过血液检查肝纤维化 4 项指标，简称"肝纤 4 项"，包括：Ⅲ
型前胶原(PCⅢ)、Ⅳ 型胶原(Ⅳ-C)、层粘连蛋白(LN)及透明质
酸酶(HA)，"肝纤 4 项"检测对肝纤维化的活动性、相对严重程
度、疗效观察、预后等均有一定诊断价值。PCⅢ 意义：反映肝内
Ⅲ型胶原合成，血清含量与肝纤程度一致，并与血清 T 球蛋白水
平明显相关。Ⅳ-C 意义：它为构成基底膜主要成分，反映基底膜
胶原的更新率，含量增高可较灵敏反映出肝纤过程，是肝纤维化
的早期标志之一。LN 意义：它为基底膜中特有的非胶原性结构
蛋白，与肝纤维化活动程度及门静脉压力呈正相关。HA 意义：
它为基质成分之一，由间质细胞合成，可较准确灵敏地反映肝内
已生成的纤维量及肝细胞受损状况。

乙型肝炎患者为什么要定期检查肝功能生化指标

乙型肝炎病毒的检测结果仅说明是否感染乙型肝炎病毒或病毒载量的多少,并不能说明肝脏是否损害或损害程度如何。通常通过检查肝功生化,才能知道肝脏有无炎症活动。临床上通过抽血化验检测肝功能指标中的氨基转移酶主要有2种,一种叫谷氨酸氨基转移酶[谷丙转氨酶(ALT)];另一种叫天冬氨酸氨基转移酶[谷草转氨酶(AST)]。由于ALT、AST主要存在于肝细胞中,当其明显升高时常提示有肝损伤。但是肝损伤的原因很多,不仅仅是乙型肝炎,还包括其他病毒性肝炎,以及其他可能造成肝损伤的疾病,须进一步追查原因。因此,乙型肝炎患者应该随时保持警惕,定期或出现不适症状时到医院检查肝功能。一旦发现异常,应立即就医,以免延误病情,耽搁治疗。

怎样解读肝功能的蛋白电泳指标

蛋白电泳就是将血清点在醋酸纤维素薄膜上,通过电泳将血清蛋白分为白蛋白、α_1 球蛋白、α_2 球蛋白、β 球蛋白、γ 球蛋白5 个组分,正常人5 种血清蛋白有一定的比例,分别为白蛋白60%～70%、α_1 球蛋白2%～3.5%、α_2 球蛋白4%～7%、β 球蛋白9%～11%和 γ 球蛋白12%～18%。因为人体血液中的白蛋

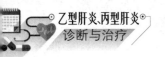

白全部也只能由肝脏合成。因此,当肝脏疾患时血清蛋白的量及比例会发生变化:①白蛋白降低程度与病情轻重呈正比,肝脏损害越严重,白蛋白降低越明显。重症肝炎及肝硬化失代偿期,白蛋白明显降低。②α_1 球蛋白:肝脏炎症病变时,α_1 球蛋白常增加,肝坏死和肝硬化时 α_1 球蛋白减少。一般来讲,肝病时 α_1 球蛋白增加常反映病情较轻,而 α_1 减少常提高病情严重,但在肝癌时,α_1 球蛋白显著上升。③α_2 球蛋白:病毒性肝炎初期(起病后1周内)多数正常,以后逐渐增加。重症肝炎和急性重型肝炎时常减低。失代偿期肝硬化时也多有降低。肝癌时 α_2 球蛋白增高。因 α_2 球蛋白含脂蛋白,故胆汁淤积和血脂增高时也见增高。④β 球蛋白:β 球蛋白也含脂蛋白,其增高常伴有脂类及脂蛋白增加,可见于胆汁性肝硬化。高脂血症时 β 球蛋白也增多。当肝细胞严重损害时,因肝脏合成减少,β 球蛋白可降低。⑤γ 球蛋白:几乎所有肝胆疾病都增高,因病情不同,增高程度不尽相同。急性病毒性肝炎、γ 球蛋白一般正常或稍高,当急性症状恢复,其他肝功能试验正常后,若 γ 球蛋白持续升高,为肝炎慢性化的信号。在慢性肝炎肝硬化的病程中,γ 球蛋白增高的程度与白蛋白降低的程度一样,可以评价慢性肝病的演变及预测预后。轻度慢性肝炎的 γ 球蛋白正常或轻度增高(<23%),中度慢性肝炎及代偿期肝硬化在 25% 左右,重度慢性肝炎及失代偿期肝硬化常在 30% 以上,高于 40% 以上时是近期预后不良的指标。但值得注意的是,γ 球蛋白增加不能仅作为肝病的诊断指标,除肝炎、肝硬化外尚有 50 余种疾病均可导致 γ 球蛋白增高,像黑热病、结核病、多发性骨髓病、硬皮病、高免疫状态等。

在电泳分离时,有一种蛋白跑在白蛋白的前方,我们称它为前白蛋白,它也是由肝细胞合成,但半衰期很短,仅约 12 h。它并非白蛋的前体,而是一种运载蛋白,它结合 T4 与 T3,与视黄醇结合蛋白形成复合物,具有运载维生素 A 的作用。因此,测定其在血浆中的浓度对于了解蛋白质的营养不良、肝功能不全、比之白蛋白和转铁蛋白具有更高的敏感性。在急性炎症、恶性肿瘤、肝硬化或肾炎时其血浓度下降。

氨基转移酶升高一定是得了肝炎吗

氨基转移酶(转氨酶)升高不能说明一定是得了肝炎,除了肝炎,其他很多疾病都能引起氨基转移酶增高。首先,人体内许多组织都含有氨基转移酶,比如心肌炎和心肌梗死都可能使天冬氨酸氨基转移酶升高。其次,如果有胆结石等胆道梗阻性疾病,可能因为淤胆而使血中氨基转移酶水平升高。此外,对于一些看起来没什么大病的人来说,还有可能因为长期酗酒导致酒精肝,或饮食结构不合理导致脂肪肝,造成氨基转移酶高。健康人在 1 d 之内的不同时间检查,氨基转移酶水平都有可能产生波动。比如,剧烈运动、过于劳累、感冒发热或者近期吃过油腻食物,都可能使氨基转移酶暂时偏高。当然这些情况下,氨基转移酶不会太高,一旦出现氨基转移酶升高,我们一定要重视,随访观察很重要。

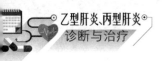

氨基转移酶升高主要有哪些原因

  导致氨基转移酶升高的原因繁多,大致包括以下几方面:①病毒性肝炎。此病是引起氨基转移酶升高最常见的疾病。包括5种类型的病毒性肝炎,即甲、乙、丙、丁、戊5种类型病毒性肝炎。②非酒精性脂肪肝。尤其是体型偏胖的患者。酒精性肝病大量或长期饮酒者,可发生酒精性肝炎、脂肪肝和酒精性肝硬化。患者丙氨酸氨基转移酶和谷草转氨酶升高,临床表现与肝炎相似。③肝硬化。肝硬化活动期,转氨酶高于正常水平。④胆道疾病。胆囊炎、胆石症急性发作时,常有发热、腹痛、恶心、呕吐、黄疸,血胆红素及转氨酶升高。⑤药物性损害。如红霉素、四环素、安眠药、解热镇痛药、避孕药,中药半夏、槟榔、青黛等,可引起转氨酶升高。停用这些药物后,转氨酶水平很快正常。⑥感染性疾病。如肺炎、伤寒、结核病、传染性单核细胞增多症等,都有转氨酶升高现象。⑦其他的一些病毒感染,包括流感病毒、巨细胞病毒、EB病毒、柯萨奇病毒。⑧增加肝脏负担的因素,包括激素功能紊乱也会增加肝脏损害,如甲亢、甲减、应激状态(包括过度悲伤、紧张、兴奋等);熬夜、劳累等诱发体内毒性物质增加,包括肌酸、乳酸增高等,肝脏毒性物质增加,也会诱发;创伤、手术,急性心肌梗死、心肌炎、心力衰竭时,谷丙转氨酶和谷草转氨酶均升高。患者常同时伴有胸痛、心悸、气短、水肿。⑨其他:妊娠中毒症、妊娠急性脂肪肝等也是转氨酶升高的常见原因。遗传代谢性肝病(包括铜代谢异常等)也可导致转氨酶高。

肝纤维化检测器(Fibroscan)是什么

　　肝脏纤维化是不同病因包括病毒性肝炎、酒精性肝病、脂肪性肝病等共同的中间病理改变,及时准确地判定肝纤维化的程度,对慢性肝病的防治及其预后评价具有重要意义。Fibroscan是一种新型的肝纤维化检测仪器,是一项建立在超声诊断基础上的快速便捷、非侵袭性新技术。通过测定肝脏瞬时弹性图谱来反映肝实质硬度,当肝组织出现纤维化病理改变时,可评估肝脏纤维化的程度并进行定量分级。Fibroscan是一种无创伤的全新诊断仪器,利用肝脏的僵硬程度来判断肝脏纤维化、肝硬化的分级,这个仪器通过用50 mHz(毫赫兹)波的剪切流速(shear velocity),分析多个部位2~5 cm大小的肝脏,之后将结果转换成千帕(kPa)压力值。该仪器测定的弹性纤维值,结果客观,重复性好,不受操作人员技术的影响。因操作简便、无创伤,方便随访动态观察肝纤维化变化。国外研究表明,该仪器诊断肝纤维化及肝硬化的可信度高,与肝穿活检结果的一致性良好。目前,我国关于 Fibroscan 对乙型肝炎肝纤维化程度的诊断正在研究中,相信在发现并总结可能影响肝硬度测量值的因素后,有关乙型肝炎肝纤维化的大量更为准确的研究成果会为 Fibroscan 的应用提供良好的参考依据。建立能监测纤维化发生、发展的联合检查系统,将有助于及时发现处于肝功能代偿状态但有进展

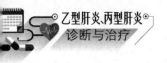

性肝纤维化的患者,减少慢性肝病患者肝活检的需要,更对指导临床治疗有着极为重要的意义。

　　肝脏硬度值测定瞬时弹性成像(Transient Elastography,TE)已在美国、欧洲和亚太等国家与地区获得批准应用,能够比较准确地识别进展性肝纤维化及早期肝硬化,但测定值受肝脏炎症坏死、胆汁淤积和重度脂肪肝等多种因素影响,TE结果判读需结合患者ALT及胆红素水平等指标,与其他血清学指标联合使用可提高诊断效能。不同操作者之间的差异也是存在的。测定值在2.5～7.0 kPa多为正常,没有明显肝纤维化,7.0～9.5 kPa提示明显肝纤维化,9.5～12.5 kPa提示严重肝纤维化,12.5 kPa则有肝硬化。当然肝脏硬度测定受一定因素影响,有不少文献资料表明急性肝炎或急性肝损害可以引起一过性肝脏硬度测定值升高,甚至超过12.7 kPa,好转后恢复正常。我国多中心研究建议乙型肝炎肝硬化诊断界值为21.3 kPa,肝硬化排除界值为8.2 kPa(敏感度为95%,阳性似然比为0.07),进展期肝纤维化排除界值为5.8 kPa。

慢性乙型肝炎患者需定期查 B 超吗

　　张先生一年半前被诊断为慢性乙型肝炎,经保肝、抗病毒治疗,肝功能一直稳定在正常范围内,也没有明显症状。但最近做B超检查却发现,已是肝癌晚期,肝内癌灶多发、门脉栓塞,并失去了手术机会。问他这一年来为什么没有按照医生的嘱咐定期做 B 超检查,他说因为肝功能稳定,也没什么症状,就没太重视。没想到一年的时间有这么大的变化。对于慢性乙型肝炎患者来说发生肝硬化及肝癌的风险较大,而一旦发生肝硬化及肝癌,治疗效果往往较差,因此,对于慢性乙型肝炎患者需定期检查 B 超,有助于发现是否有肝硬化,是否有肝脏占位性病变、胆道疾病、脾脏病变,还要观察肝、脾的门静脉宽度等。通过肝脏 B 超检查一方面评估病情,同时能早期发现一些乙型肝炎相关性肝硬化及肝癌,以便早期采取措施改善患者的预后。

乙型肝炎患者何种情况下需用 增强 CT 或 MRI 进行检查

对于肝脏的形态学,一般做普通 B 超或彩超检查就可以了。但是,如发现肝内小结节,为明确性质,判定是肝硬化结节,还是肝癌结节,应行电子计算机体层成像(CT)和磁共振(MRI)检查。CT 最能反映肝脏病理形态表现,如病灶大小、形态、部位、数目及有无病灶内出血、坏死等。从病灶边缘情况可了解其浸润性,从门脉血管的癌栓和受侵犯情况可了解其侵犯性,CT 辨别肝癌与肝硬化再生结节优于 B 超检查,被认为是补充超声显像估计病变范围的首选非侵入性诊断方法。磁共振检查的优点:显示假包膜、肿瘤内部结构、肝癌的边缘和血管的侵犯以及辨别肝癌与肝硬化再生结节优于 CT 检查;所用的造影剂安全性高;造影剂更能快速进入静脉,其动态效果要比 CT 好。

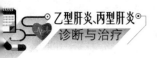

在什么情况下，乙型肝炎患者需要进行肝穿刺病理检查

乙型肝炎患者通过验血、做B超都无法明确诊断或确定其疗效时，医生会建议肝穿刺活检这项检查来了解其肝病的进展情况。尤其是当乙型肝炎患者出现以下4种情况时，则最需要做肝活组织的病理学检查：①当乙型肝炎患者的e抗原呈阳性、乙型肝炎病毒载量较高，而肝功能正常，且无明显的临床症状时，是否需要抗病毒、抗肝纤维化治疗？临床实践证实这一结论取决于该患者肝脏组织的炎症程度和肝纤维化的程度。而要判断该患者的肝脏是否具有炎症改变以及其肝纤维化的程度，仅通过验血检查和进行B超检查是很不够的，这时只有通过肝活组织病理学检查才能明确其肝脏的病变程度。其实临床已经证实肝功能正常的乙型肝炎患者经过肝活组织的病理学检查后，约有50％的人具有不同程度的炎症改变，有的甚至发生了早期肝硬化。②当一些在抗病毒治疗中取得明显疗效的患者经过一段时间的巩固治疗后难以确定其是否应停止用药治疗时，可以通过为其做肝活组织的病理学检查来明确。可以通过肝穿刺活检进行免疫组化检查，了解其肝组织内乙型肝炎病毒核心抗原的情况。如结果显示其乙型肝炎病毒核心抗原为阴性，这就说明该患者的肝病已经基本治愈，就可以暂停进行抗病毒治疗，以后只需密切随访观察其病情的变化就可以了。③对于病因不明

确、血清转氨酶持续升高且出现黄疸的患者,可以通过肝穿刺活检进行肝活组织的病理学检查,以明确其肝脏的损害情况。总之,对于在诊断和治疗中有困难的肝病患者,可以通过肝穿刺为其做肝活组织的病理学检查。

有哪些患者不能进行肝穿刺检查

肝穿刺活检虽然对检查某些肝病具有决定性的作用,但并不是每个人都可以进行肝穿刺活检。绝对禁忌证为:患者不合作、原因不明的出血病史、无法提供输血、怀疑血管瘤或其他的血管肿瘤、通过叩诊或超声不能确定活检的合适部位、怀疑肝内有棘球绦虫囊肿、出血倾向(凝血酶原时间≥正常对照3～5秒、血小板计数<50 000/mm^3、出血时间≥10 min、术前7～10 d用了非甾体类消炎药)。多数肝病学家认为出血倾向是绝对禁忌,也有认为可通过输血小板或新鲜冷冻血浆加以矫正,因而应属非绝对禁忌。只要凝血障碍被充分纠正,肝穿刺活检仍可安全施行。相对禁忌证有:病态肥胖、腹水、血友病、右胸膜腔或右侧膈下感染、局部皮肤感染。

肝穿刺前应行哪些准备工作

进行肝穿刺之所以具有一定的危险性,是因为肝脏的血流

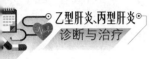

丰富,进行肝穿刺时可能会发生出血。但临床实践证明,进行肝穿刺时出血的发生率仅在万分之一左右。只要在肝穿刺前做好充分的准备,把握好肝穿刺的适应证和禁忌证,通过肝穿刺进行肝活组织病理学检查的成功率还是可以得到保障的。首先向患者解释穿刺的目的、意义及注意事项,消除紧张心理取得患者的合作;术前1 h给予可待因及苯巴比妥钠各0.03 g;穿刺前3 d,每日需注射或口服维生素 K、钙剂和维生素 C;穿刺前1 d测定患者血小板计数、出凝血时间、凝血酶原时间,必要时备血;穿刺前测量血压、脉搏及协助患者排空膀胱。

乙型肝炎临床诊断有关问题

乙型肝炎病毒感染人体后就一定会发病吗

不一定,感染与发病是2个概念,感染指病毒进入体内并在体内复制,但未引起人体严重损害,由于人体的免疫功能正常,病毒很快从血液中清除,这是最好最理想的结局,也是绝大多数人感染后的结果。感染后虽然没有症状,但血液中可以长期带有病毒,称为"慢性无症状病毒携带者"。如果病毒进入太多,免疫系统功能不足以抗衡病毒,病毒在体内大量复制,部分患者感染乙型肝炎病毒后可以急性发病,出现黄疸、食欲差、上腹部不适隐痛、乏力、恶心欲吐等症状,急性感染发病后又有部分患者由急性转为慢性肝炎。

HBV-DNA 转阴代表乙型肝炎病毒彻底清除了吗

HBV-DNA 转阴只能说明病毒量低,病毒复制率低,并不能说明乙型肝炎病毒已经彻底清除了。由于检测手段的局限,阴性只表示血液中 HBV-DNA 的数量低于检出值。所以 HBV-DNA 转阴不能说病毒彻底清除了。其实,乙型肝炎病毒在肝细胞里会形成一种环状的 DNA(HBV-cccDNA),对于这种 DNA,目前所有药物的疗效都不理想,这种病毒的 DNA 一般是很难从体内清除的。

慢性乙型肝炎治疗中如何看
"大三阳"转为"小三阳"

"大三阳"转"小三阳"不一定就是好事。要一分为二地、科学而正确地评判。如果"大三阳"转为"小三阳",同时病毒 DNA水平降至检测线以下,肝功能也正常,这种情况当然是好事,说明已进入疾病的稳定期。相反,如"大三阳"转为"小三阳",但病毒 DNA 水平仍很高,甚至还有肝功能不正常,就不是好事,可能还是坏事。可能说明病毒已发生前 C 区变异,提示病毒逃避人体免疫压力,将会给抗病毒治疗带来难度。如是这种情况仍要

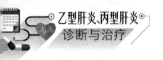

坚持抗病毒治疗,只不过要重新选择或联合抗病毒药物。只有抗病毒治疗才能延缓或阻止疾病的进展,才是最好的抗纤维化治疗,才能最大限度减少肝硬化、肝癌的发生率。

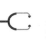 ## 乙型肝炎病毒感染和乙型肝炎病毒携带者有何区别

　　这个问题是困惑大多数人的问题,通俗说乙型肝炎病毒感染是指患者感染了乙型肝炎病毒,目前我国的乙型肝炎病毒感染率为 60%～70%,大部分人机体可产生保护性抗体或通过其他方式清除病毒,不发病甚至不知道曾感染过乙型肝炎病毒。乙型肝炎病毒表面抗原携带率约占总人口的 10%。乙型肝炎病毒携带者血液中不仅有乙型肝炎病毒表面抗原,还有 e 抗原及乙型肝炎病毒 DNA。e 抗原和乙型肝炎病毒 DNA 的存在表示血液中含有乙型肝炎病毒,能传染别人,乙型肝炎病毒携带者是指 HBsAg 阳性持续 6 个月以上,没有肝炎症状和体征,肝功能基本正常的慢性乙型肝炎病毒感染者。乙型肝炎病毒携带者一般没有临床症状,和正常人没有任何区别。但乙型肝炎病毒携带者也有可能病情恶化,转变成肝硬化和肝癌,因此乙型肝炎病毒携带者一定要定期复查,及时了解自身的病情,一般出现异常,就要采取相应的措施。

慢性乙型肝炎患者进行肝穿刺活检，肝组织病理学有什么特点

慢性乙型肝炎的肝组织病理学特点是:明显的汇管区炎症,浸润的炎症细胞主要为淋巴细胞,少数为浆细胞和巨噬细胞;炎症细胞聚集常引起汇管区扩大,并可破坏界板引起界面肝炎,又称"碎屑样坏死"。汇管区炎症及其界面肝炎是慢性乙型肝炎病变活动及进展的特征性病变。小叶内肝细胞变性、坏死,包括融合性坏死和桥形坏死等,随病变加重而日趋显著。肝细胞炎症坏死、汇管区及界面肝炎可导致肝内胶原过度沉积,肝纤维化及纤维间隔形成。如进一步加重,可引起肝小叶结构紊乱,形成假小叶并进展为肝硬化。免疫组织化学法检测可显示肝细胞中有无 HBsAg 和 HBcAg 表达。HBsAg胞浆弥漫型和胞膜型,以及 HBcAg 胞浆型和胞膜型表达提示 HBV复制活跃;HBsAg 包涵体型和周边型及 HBcAg 核型表达则提示肝细胞内存在 HBV。慢性乙型肝炎肝组织炎症坏死的分级(G)、纤维化程度的分期(S),目前国际上常用 Knodell HAI 评分系统,了解肝脏炎症坏死和纤维化程度,以及评价药物疗效。

乙型肝炎表面抗原携带者的诊断标准是什么

乙型肝炎表面抗原携带者的诊断标准共有 3 个:①血清

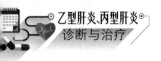

HBsAg 阳性持续半年以上,但肝功能正常。②既往无乙型肝炎病史,患者无临床症状和体征。③肝脏穿刺活检正常或大致正常。据统计,我国约有 1/10 的人乙型肝炎表面抗原阳性。其形成原因主要是母婴传播及免疫功能较弱的青少年、成人接触乙型肝炎病毒。总之,乙型肝炎表面抗原携带者一般转归良好,有一小部分可自然转阴;大部分为持续稳定的终身乙型肝炎表面抗原携带状态;但大约 3% 可发生肝炎,且发生肝癌的可能性也较非乙型肝炎表面抗原携带者大得多。

慢性乙型肝炎的诊断标准是什么

对于慢性乙型肝炎诊断标准,美国国立卫生研究院将乙型肝炎专业地定义为"持续 HBV 感染引起肝脏慢性坏死炎的一种炎症性疾病"。那么,慢性乙型肝炎诊断标准是什么? 慢性乙型肝炎是指感染乙型肝炎病毒超过半年以上,肝功能反复异常并且伴有肝病相关症状的乙型肝炎病毒感染者。根据我国 2011 年《慢性乙型肝炎防治指南》,将慢性乙型肝炎分为 HBeAg 阳性慢性乙型肝炎和 HBeAg 阴性慢性乙型肝炎。HBeAg 阳性慢性乙型肝炎血清 HBsAg、HBeAg 阳性,抗-HBe 阴性,HBV-DNA 阳性,ALT 持续或反复升高,或肝组织学检查有肝炎病变;HBeAg 阴性慢性乙型肝炎血清 HBsAg 阳性,HBeAg 持续阴性,抗-HBe 阳性或阴性,HBV-DNA 阳性,ALT 持续或反复异常,或肝组织学检查有肝炎病变。上述两型慢性乙型肝炎也可进一步分为轻度、中度和重度。

什么是隐匿性慢性乙型肝炎 ⊃

隐匿性慢性乙型肝炎并不是新发生的疾病,它只是近年来才被人们认识。我们把血清 HBsAg 阴性、血清和(或)肝组织、细胞内 HBV-DNA 阳性,并有慢性乙型肝炎的临床表现称之为隐匿性慢性乙型肝炎。隐匿性乙型肝炎危害比普通乙型肝炎更大。隐匿性乙型肝炎是原因不明肝炎、肝硬化的重要原因,是原发性肝癌的重要原因。据统计,隐匿性乙型肝炎患者发生肝癌的危险性比无隐匿性感染的患者高。

淤胆型肝炎的诊断标准是什么 ⊃

淤胆型肝炎又称毛细血管性肝炎或胆汁淤积型肝炎,是由多种原因引起的毛细胆管排泌功能障碍,胆汁不能主动经胆小管排至肠道,从粪便排出,却反流至血液中引起黄疸的一种肝炎。它的诊断标准有:①急性黄疸起病,黄疸持续2~4个月或更长。②实验室检查:血清胆红素升高,以直接胆红素为主,碱性磷酸酶、γ-GT、胆固醇明显升高,表现为肝内梗阻性黄疸,需行上腹部 MPCP 检查除外肝外因素所致的梗阻性黄疸。③HBV 标记物检测:符合急性乙型肝炎的病原学指标,需排除甲、戊型肝

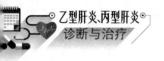
炎病毒感染。④有特异的肝脏病理组织学特点。如存在1、2条,就要高度怀疑,如加上3或4中任何一条,均可确诊。该病病程虽长,但预后良好,多数患者可逐渐自愈,很少转为慢性。

慢性乙型肝炎患者为什么要定期查甲胎蛋白

甲胎蛋白(AFP)是由胎儿肝细胞产生的一种特殊蛋白——糖球蛋白,它存在于胎儿的血液中。胎儿出生后,血中的AFP便会急速下降,数月至1年内降至正常。专家认为,肝病患者的免疫系统在不能够抵抗肝炎病毒变异和癌细胞生长时,血中的AFP就会升高。因此,肝病患者血中的AFP会随着病情的变化而发生改变,当体内的肝炎病毒变异速度加快时,AFP会升高;当肝炎病毒的变异速度放慢时,AFP则下降,当发生癌变时,AFP则居高不下,呈进行性上升趋势。由此可见,肝病患者体内AFP的变化情况与病情的轻重密切相关,AFP上升提示病情恶化,AFP下降提示病情好转。因此,肝病患者应定期查AFP。

甲胎蛋白升高一定是患肝癌了吗

随社会经济条件好转,人们越来越关注自己的健康状况,在体检指标中常包括甲胎蛋白(AFP),有的人一旦发现自己的AFP高于正常值,紧张得不得了。其实,引起甲胎蛋白偏高的原因很多,甲胎蛋白高不一定就是得了肝癌,不必惊慌失措。甲胎蛋白的高低及持续时间也非常重要。女性妊娠甲胎蛋白会偏高,这种情况随着胎儿的分娩而恢复正常。急性肝炎或慢性肝炎活动期后,在恢复期新生的肝细胞会产生甲胎蛋白,从而引起甲胎蛋白升高。此外,生殖细胞肿瘤出现甲胎蛋白的阳性率是50%,其他肠胃管肿瘤如胰腺癌或肺癌及肝硬化等患者亦可出现不同程度的升高。在原发性肝癌诊断标准中,AFP升高是有一定标准的,而且同时需排除一些病理状态:①AFP≥400 μg/L,能排除妊娠、生殖系胚胎源性肿瘤、活动性肝病及转移性肝癌,并能触及肿大、坚硬及有大结节状肿块的肝脏或影像学检查有肝癌特征的占位性病变者。②AFP<400 μg/L,能排除妊娠、生殖系胚胎源性肿瘤、活动性肝病及转移性肝癌,并有2种影像学检查有肝癌特征性的占位性病变或有两种肝癌标志物(DCP、GGTⅡ、AFU及CA19-9等)阳性及1种影像学检查有肝癌特征的占位性病变者。

重型肝炎的诊断标准是什么

重型肝炎主要是指由肝炎病毒引起的严重的肝细胞损害并导致肝功能衰竭。其主要病理特点是急剧发生的大面积肝坏死,主要临床表现是迅速发展的重度黄疸,除肝炎的症状极重外,常同时伴血液生化及代谢紊乱,可有出血、肝性脑病、水肿、肝肾功能衰竭及多器官功能损害。重型肝炎分3种:急性重型肝

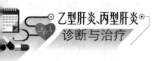

炎、亚急性重型肝炎及慢性重型肝炎。

1. 急性重型肝炎　以急性黄疸型肝炎起病,≤2周出现极度乏力,消化道症状明显,迅速出现Ⅱ度以上(按Ⅳ度划分)肝性脑病,凝血酶原活动度低于40％,并排除其他原因者,肝浊音界进行性缩小,黄疸急剧加深;或黄疸很浅,甚至尚未出现黄疸,但有上述表现者均应考虑本病。

2. 亚急性重型肝炎　以急性黄疸型肝炎起病,15天至24周出现极度乏力,消化道症状明显,同时凝血酶原时间明显延长,凝血酶原活动度低于40％,并排除其他原因者。黄疸迅速加深,每天上升≥17.1 μmol/L或血清总胆红素大于正常值10倍,首先出现Ⅱ度以上肝性脑病者,称脑病型(包括脑水肿、脑疝等)。首先出现腹水及其相关症候(包括胸水等)者,称为腹水型。

3. 慢性重型肝炎　其发病基础有:①慢性肝炎或肝硬化病史;②慢性乙型肝炎病毒携带史;③无肝病史及无HBsAg携带,但有慢性肝病体征(如肝掌、蜘蛛痣等)、影像学改变(如脾脏增厚等)及生化检测改变者(如丙种球蛋白升高,白/球蛋白比值下降或倒置)。

4. 肝组织病理学检查支持慢性肝炎　慢性乙型或丙型肝炎,或慢性HBsAg携带者重叠甲型、戊型或其他肝炎病毒感染时要具体分析,应除外由甲型、戊型和其他型肝炎病毒引起的急性或亚急性重型肝炎。慢性重型肝炎起病时的临床表现同亚急性重型肝炎,随着病情发展而加重,达到重型肝炎诊断标准(凝血酶原活动度低于40％,血清总胆红素大于正常10倍)。

乙型肝炎能够彻底治愈吗

乙型肝炎可分为急性乙型肝炎与慢性乙型肝炎两类。由于乙型肝炎为相对自限性疾病,所以,急性乙型肝炎患者只要适当的休息,合理的饮食,补充适当的营养和对症用药,绝大多数是可以顺利自愈的,既不会转为慢性乙型肝炎,也不会成为长期携带病毒者。然而,临床上有相当一部分(约50%以上)诊断为"急性乙型肝炎"的患者实际上是慢性乙型肝炎或慢性乙型肝炎表面抗原(HBsAg)携带者的急性发作。这一类患者较难自愈,急性期过后又会变成慢性乙型肝炎或慢性表面抗原携带者。至于慢性乙型肝炎,应该说大部分患者的病情也是可以基本痊愈或基本稳定的。但所需的时间相对较长,经过适当的休息、合理的营养及恰当的药物治疗,也常可使e抗原(HBsAg)与乙型肝炎病毒去氧核糖核酸(HBV-DNA)转阴,血清氨基转移酶正常,病情稳定;但稍不注意,常能复发。因此,必须坚持长期的治疗,使病情长期相对稳定,以获得基本痊愈。但表面抗原的阴转相当困难,因为直至目前为止尚缺乏有效的治疗方法和药物。近年来,一些患者经治疗后,自然阴转率也很难超过10%。轻度慢性肝炎的预后多较好,一般迁延时间可长达一二十年而不发生肝硬化,最后仍获痊愈,但少部分患者也有可能转为慢性肝炎炎症持续活动。慢性肝炎炎症活动中有10%～20%患者可发展为肝硬化,部分患者病情继续恶化。此时,应警惕原发性肝细胞癌的

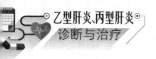

发生,定期检查甲胎球蛋白、转肽酶、B型超声波等以协助确诊。随着新药研发的进展,2015年"指南"又提出,部分患者可追求"临床治愈",即乙型肝炎病毒表面抗原消失,或同时伴有乙型肝炎病毒表面抗体出现。既然目前没有一种抗病毒药物能够彻底清除体内乙型肝炎病毒,临床治愈是我们暂时的治疗目标。

乙型肝炎病毒携带者无症状就是健康人吗

乙型肝炎病毒携带者从理论上讲不属于乙型肝炎范畴,但是约有25%的乙型肝炎病毒携带者通过肝脏穿刺作病理诊断时发现有肝细胞的免疫损伤,因此把乙型肝炎病毒携带者按健康人对待有一定的片面性,而把乙型肝炎病毒携带者一律按乙型肝炎患者对待也不科学。乙型肝炎病毒携带者即使无症状,也应从以下4个方面为医生提供诊断依据:①自我病史及既往病理;②肝功化验结果;③乙型肝炎"两对半"及DNA定量结果;④B超及有关物理检查。只有这样才能把乙型肝炎的漏诊误诊降低到最低程度。

乙型肝炎多久会发展成为肝硬化

这是一个很难回答的问题,纤维化向硬化发展的过程是不断变化的,有时因治疗合理发生可逆变化,病程反反复复,所需对肝脏组织内的 HBV 则鞭长莫及。第二阶段是免疫清除期,乙型肝炎免疫清除期的临床特点是血清丙氨酸氨基转移酶(谷丙转氨酶,ALT)、氨基转移酶(AST)持续或间歇升高,肝组织学有坏死、炎症等表现,但这时血清 HBV-DNA 滴度一般低于免疫耐受期。在乙型肝炎免疫清除期免疫系统被调动,具有识别和清除乙型肝炎病毒的能力,此时如果采用药物进行治疗,相辅相成,可以使乙型肝炎治疗取得较好的效果。第三期是病毒残留期,不能应用抗病毒药。如在免疫清除期不用抗病毒药物,任凭肝脏不断发生免疫诱导性损伤,病情会越来越重,可能发生肝脏纤维化,进一步导致肝硬化,或者发生慢性重型肝炎、肝衰竭而死亡。不过,需要强调的是无症状乙型肝炎病毒携带者,体内始终伴有病毒,不可忽视,不管有没有症状,建议每3~6月复查一次肝功、B超,及时防范。另外,也应适当参加体育锻炼,增强自身免疫系统,不要饮酒、抽烟,少吃高糖、高油脂食品,避免激烈、对抗性运动。

什么是抗病毒治疗应答,它包括哪些内容

抗病毒治疗应答是指患者对抗病毒治疗发生病毒学应答、血清学应答、生化学应答或组织学应答反应。根据2010年《慢性乙型肝炎防治指南》,每一项都有严格的定义。

1. 单项应答　①病毒学应答是指血清 HBV-DNA 检测不到(PCR 法)或低于检测下限,或较基线下降≥2 log10。②血清学

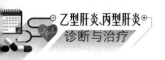

应答是指血清 HBeAg 转阴或 HBeAg 血清学转换或 HBsAg 转阴或 HBsAg 血清学转换。③生化学应答是指血清 ALT 和 AST 恢复正常。④组织学应答是指肝脏组织学炎症坏死或纤维化程度改善达到某一规定值。

2. **时间顺序应答** ①初始或早期应答指治疗 12 周时的应答。②治疗结束时应答指治疗结束时应答。③持久应答指治疗结束后随访 6 个月或 12 个月以上,疗效维持不变,无复发。④维持应答是在抗病毒治疗期间表现为 HBV-DNA 检测不到(PCR 法)或低于检测下限,或 ALT 正常。⑤反弹是指达到了初始应答,但在未更改治疗的情况下,HBV-DNA 水平重新升高,或一度转阴后又转为阳性,可有或无 ALT 升高。有时也指 ALT 和 AST 复常后,在未更改治疗的情况下再度升高,但应排除由其他因素引起的 ALT 和 AST 升高。⑥复发是指达到了治疗结束时应答,但停药后 HBV-DNA 重新升高或阳转,有时亦指 ALT 和 AST 在停药后的再度升高,但应排除由其他因素引起的 ALT 和 AST 升高。

3. **联合应答** ①完全应答指 HBeAg 阳性慢性乙型肝炎患者,治疗后 ALT 恢复正常,HBV-DNA 检测不出(PCR 法)和 HBeAg 血清学转换;HBeAg 阴性慢性乙型肝炎患者,治疗后 ALT 恢复正常,HBV-DNA 检测不出(PCR 法)。②部分应答是指介于完全应答与无应答之间。如 HBeAg 阳性慢性乙型肝炎患者,治疗后 ALT 恢复正常,HBV-DNA $< 10^5$ cps/ml,但无 HBeAg 血清学转换。③无应答指未达到以上应答者。我们应当了解这些有关乙型肝炎抗病毒治疗的医学概念,以便在与医

生沟通时,能相互理解,配合治疗。

慢性乙型肝炎病毒携带者能否自然转阴

慢性乙型肝炎病毒携带者自然转阴现象肯定是存在的,但由于慢性 HBsAg 携带者,可携带数年、十几年或数十年,因此阴转的概率不是很高。阴转率的个体差异很大,可能与机体的免疫功能、年龄、性别、感染的时间长短及遗传基因等因素有关;且与乙型肝炎病毒有无复制等状态有关。所谓自然"转阴",就是指不需要使用任何药物治疗,依靠机体本身的免疫功能将乙型肝炎"大三阳""小三阳"自然"转阴"。广东岭南肝病研究所进行的统计数据表明,每年 e 抗原阴转率为 8%~12%,并且观察10 年乙型肝炎病毒表面抗原自发清除率为 8.6%,观察 20 年为25.2%,观察 25 年为 45.1%,而 79.5% 的自发清除都发生在40 岁之后。也就是说,40 岁以上的乙型肝炎病毒携带者将有约一半会自发清除乙型肝炎病毒表面抗原。

抗病毒治疗的时机如何选择

简单地说,抗病毒治疗必须在肝脏有活动性炎症的时候进行才可能收到较好的效果。干扰素的使用标准为:ALT 在 80 与400 之间,病毒无前 C 区变异(即"小三阳"HBV-DNA 阳性),直

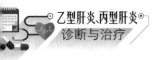

接胆红素正常、间接胆红素基本正常，HBV-DNA 阳性。拉米夫定的使用标准为：ALT＞80，HBV-DNA 阳性。如果同时满足干扰素和拉米夫定的使用条件，应使用干扰素。值得注意的是，这是以前的观点，医学充满着太多的不确定性，我们也应与时俱进，最新的抗乙型肝炎病毒治疗提示应尽早开始，甚至在肝功能正常或肝组织不存在炎症情况下也应抗病毒治疗，如有肝癌家族史的乙型肝炎病毒携带者。总之，何时开始抗病毒治疗应严格参照最新指南。

目前针对乙型肝炎进行抗病毒治疗用的药物有哪几类

目前用于慢性乙型肝炎抗病毒治疗的药物有 2 类：第一类是干扰素，包括普通干扰素和长效干扰素；第二类是核苷类似物，在我国，较早上市的核苷类似物是拉米夫定，后陆续上市的有阿德福韦、替比夫定，近几年上市的恩替卡韦、富马酸替诺福韦酯（TDF）、富马酸丙酚替诺福韦片（TAF），后面这 3 种抗乙型肝炎病毒药物具有高效、少耐药特点，是目前一线优先使用的抗乙型肝炎病毒药物。

干扰素抗病毒治疗的有关问题

什么是干扰素,分别有哪些种类

干扰素是人体内本身就存在的一种生物活性物质,最早是由英国科学家于1957年发现的,它是一种由单核细胞和淋巴细胞产生的细胞因子。它们在同种细胞上具有广谱的抗病毒、影响细胞生长和分化、调节免疫功能等多种生物活性。体外稳定性良好,4℃可保存很长时间,-20℃可长期保存其活性,人自然干扰素是通过分别刺激淋巴母细胞和人体白细胞,然后提纯制备而得。干扰素制剂的分类,按制作方法不同,可分为利用基因工程生产的重组α干扰素和人自然干扰素两大类。根据世界卫生组织规定,将人细胞所产生的几种干扰素,按其抗原性不同分为α、β和γ 3类。

干扰素治疗慢性乙型肝炎的目的是什么

干扰素抗病毒治疗的目的是:①抑制病毒复制,减少传染性;②改善肝功能;③减轻肝组织病变;④提高生活质量;⑤减少或阻止肝硬化和原发性肝细胞癌的发生。它是目前最有力的抗病毒药物。

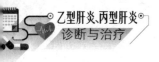

哪些乙型肝炎患者使用干扰素抗病毒疗效好

抗乙型肝炎病毒治疗,是选用干扰素好还是选用核苷类类似物呢？一般来说,如有下列因素者,使用干扰素常可取得较好的疗效:①治疗前 ALT 水平较高;②HBV-DNA<10^8 cps/ml;③女性;④病程短;⑤非母婴传播;⑥肝组织炎症坏死较重,纤维化程度轻;⑦治疗的依从性好;⑧无 HCV、HDV 或 HIV 合并感染;⑨HBV 基因 A 型;⑩治疗 12 或 24 周时,血清 HBV-DNA 不能检出。其中治疗前 ALT、HBV-DNA 水平和 HBV 基因型,是预测疗效的最重要因素。

哪些乙型肝炎患者不适宜使用干扰素

干扰素治疗的绝对禁忌证包括:妊娠,精神病史(如严重抑郁症),未能控制的癫痫,未戒掉的酗酒、吸毒者,未经控制的自身免疫病,失代偿期肝硬化,有症状的心脏病。干扰素治疗的相对禁忌证包括:甲状腺疾病,视网膜病,银屑病,既往抑郁症史,未控制的糖尿病、高血压,治疗前白细胞和血小板低于(2.0～3.0)×10^9/L 的患者。

干扰素治疗前和治疗过程中应做哪些检查

干扰素治疗前应检查的项目:①生化学指标,包括 ALT、AST、胆红素、白蛋白及肾功能;②血常规、尿常规、血糖及甲状腺功能;③病毒学标志,包括 HBsAg、HBeAg、抗-HBe 和 HBV-DNA 的基线状态或水平;④对于中年以上患者,应做心电图检查和测血压;⑤排除自身免疫病;⑥尿人绒毛膜促性腺激素(HCG)检测以排除妊娠。

治疗过程中应定期检查项目:①开始治疗后的第 1 个月,应每 1~2 周检查 1 次血常规,以后每月检查 1 次,直至治疗结束;②生化学指标,包括 ALT、AST 等,治疗开始后每月 1 次,连续 3 次,以后随病情改善可每 3 个月 1 次;③病毒学标志,治疗开始后每 3 个月检测 1 次 HBsAg、HBeAg、抗-HBe 和 HBV-DNA;④其他,每 3 个月检测 1 次甲状腺功能、血糖和尿常规等指标;如治疗前就已存在甲状腺功能异常或已患糖尿病者,应先用药物控制甲状腺功能异常或糖尿病,然后再开始干扰素治疗,同时应每月检查甲状腺功能和血糖水平;⑤应定期评估精神状态,对出现明显抑郁症和有自杀倾向的患者,应立即停药并密切监护。

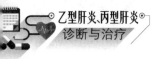
普通干扰素治疗慢性乙型肝炎有
具体推荐剂量与疗程吗

　　使用干扰素必须强调个体化治疗方案,要结合患者的年龄、性别,具体剂量和疗程要因人而异,才能达到最佳疗效。一般来说,干扰素剂量宜较大,疗程不能太短,一般为300万～500万单位,每周3次,疗程4～6个月。对HBV-DNA阳性但HBeAg阴性、抗-HBe阳性者可能需12个月。但是,临床实践表明,过大剂量(>10 MU)或疗程过长(>12个月)未必能提高疗效。

临床使用干扰素抗乙型肝炎病毒治疗有优势吗

　　目前国际上公认的抗病毒药物有干扰素和核苷类似物,这两种药物在乙型肝炎的治疗上应该说是各有千秋。干扰素类在临床抗乙型肝炎病毒治疗时有一定优势,它不仅有抗病毒作用,同时也有免疫调节作用。具体有以下几点:①干扰素治疗乙型肝炎的历史长,临床试验的文献资料丰富,医生对干扰素的应用非常熟悉。②干扰素治疗的疗程有限(一般6～12个月),有的可以延长到18个月。③高HBeAg血清学转换率(HBeAg转阴,抗HBe转阳),30%～35%的HBeAg阴转率。④少数患者可以获得表面抗原HBsAg血清转换(HBsAg转阴,抗HBs转阳),

5%～8%患者 HBsAg 消失。⑤干扰素治疗乙型肝炎效果停药后疗效持久,复发率低。⑥目前没有耐药性病毒变异的文献报道。⑦不用担心干扰素停药后肝功能的恶化和加重。

干扰素治疗有哪些不良反应,如出现应怎样处理

　　干扰素的不良反应并不少见,有的还比较重,但由于干扰素已在临床使用数十年,医生积累了不少处理这些不良反应的手段,所以已不再是令人生畏的事情。以下是一些使用过程中出现的不适症状及处理办法:①流感样症状。表现为发热、寒战、头痛、肌肉酸痛和乏力等,可在睡前注射或在注射干扰素同时服用解热镇痛药。②一过性外周血细胞减少主要表现为外周血白细胞(中性粒细胞)和血小板减少。如中性粒细胞绝对计数≤0.75×10^9/L 和(或)血小板<50×10^9/L,应降低 IFNα 剂量;1—2 周后复查,如恢复,则逐渐增加至原量。如中性粒细胞绝对计数≤0.5×10^9/L 和(或)血小板<30×10^9/L,则应停药。对中性粒细胞明显降低者,可试用粒细胞集落刺激因子或粒细胞巨噬细胞集落刺激因子治疗。③精神异常。可表现为抑郁、妄想、重度焦虑等精神病症状。对症状严重者,应及时停用,必要时会同神经精神科医师进一步诊治。④自身免疫性疾病。一些患者可出现自身抗体,仅少部分患者出现甲状腺疾病(甲状腺功能减退或亢进)、糖尿病、血小板减少、银屑病、白斑、类风湿关节炎和系统性红斑狼疮等,应请相关科室医师会诊共同诊治,严重者应停药。⑤其他少见的不良反应包

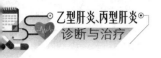
括肾脏损害(间质性肾炎、肾病综合征和急性肾衰竭等)、心血管并
发症(心律失常、缺血性心脏病和心肌病等)、视网膜病变、听力下
降和间质性肺炎等,应停止干扰素治疗。

干扰素治疗能提前停药吗

任何药物如在治疗过程中发现对患者无效,都应该停药,但应
在医生科学指导下进行。HBeAg阳性者也就是"大三阳",推荐的
干扰素基本疗程仍为1年,但建议经过24周治疗HBsAg定量
仍>20 000 IU/ml者,应停用干扰素,改用口服抗病毒药物治疗;
HBeAg阴性者也就是"小三阳",干扰素基本疗程仍为1年,但若
治疗12周时HBsAg定量仍没有下降,且HBV-DNA较基线下降
幅度<102 IU/ml,建议停用干扰素,改用口服抗病毒药物治疗。

核苷类似物抗病毒治疗的有关问题

临床抗乙型肝炎病毒核苷(酸)类药物常用的有哪些,治疗费用高吗

拉米夫定是在我国和全球被批准的第一个治疗慢性乙型肝炎
的口服药。1996年该药在我国启动Ⅰ至Ⅲ期临床试验;1998年

12月被我国国家药品监督管理局批准为一类新药;1999年投放市场;2001年实现国产化。核苷酸类药物因具有给药方便,抑制病毒作用强,不良反应少而轻微,可用于肝功能失代偿的患者等优点,目前在临床上广泛使用。目前我国获得批准在临床上使用的抗乙型肝炎病毒核苷酸类药物主要有以下几种:

1. **拉米夫定(贺普丁)** 最早用于抗乙型肝炎病毒的核苷(酸)类药物,1999年在中国上市,是目前为止累计病例最多的口服抗乙型肝炎病毒药物。拉米夫定起效快,抑制病毒作用强,价格相对便宜,但病毒变异率和停药后反弹率高。治疗疗程至少2年,1 d口服1片,14元/片,2年花费约1万元。

2. **阿德福韦酯(贺维力、代丁、名正、阿甘定、优贺丁、阿迪仙)** 2005年阿德福韦酯在中国上市,其最主要的特点是病毒变异率低,与拉米夫定没有交叉耐药,比较适用于拉米夫定变异或有YMDD变异的患者。但是阿德福韦酯抗病毒能力较弱,起效较慢,个别患者长期使用会伤肾。治疗疗程至少2年,一天口服一片,约14元/片,2年花费约1万元。阿德福韦酯联合拉米夫定,对于拉米夫定耐药的慢性乙型肝炎能有效抑制HBV-DNA、促进ALT复常,且联合用药者对阿德福韦酯的耐药发生率更低。

3. **恩替卡韦(博路定)** 2005年12月恩替卡韦在中国上市,恩替卡韦起效快,抑制病毒作用强,病毒变异率也低,但对拉米夫定耐药的患者出现病毒变异的机会增大,缺点是价格较贵。治疗疗程至少2年,1 d口服1片,39元/片,2年花费约2.8万元;适用于经济条件较好、病毒滴度较高、重症患者急需快速抑制病毒以缓解病情的患者,治疗效果已得到广大医生的认可,目

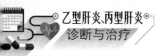

前临床应用较多。由于近两年我国药品集采政策颁布实施，使得国产 ETV 价格降幅达 90%，目前患者每月只要 7.5 元。

4. 替比夫定（素比伏）　替比夫定是 2007 年 4 月在中国上市，它价格适中，具有良好的安全性，是美国 FDA 批准的妊娠 B 级的药物，在阻断母婴传播中具有良好的效果和安全性，唯一的不足就是耐药率中等。缘于价格因素和耐药问题，目前临床较少应用。

5. 富马酸替诺福韦酯（TDF）　与阿德福韦酯结构相似，但肾毒性较小，治疗剂量为每日 300 mg，可强效抑制病毒复制，耐药发生率低。TDF 可用于拉米夫定耐药、阿德福韦酯（ADV）耐药、恩替卡韦耐药或多药耐药患者的治疗。因药品集采政策，国产 TDF 价格降幅达 90%，目前患者每月只要 18 元。

6. 富马酸丙酚替诺福韦（TAF）　商品名韦立得，是美国吉利德科学公司研制的一种新型替诺福韦靶向前体药物，韦立得的出现为乙型肝炎抗病毒治疗的药物又增加了一款新产品。跟上述这些药物相比，韦立得又有哪些优势呢？每片 25 mg，以 TDF 1/10 的剂量就可以达到同样的效果，相对而言不良反应更少；而且在有效性的同时，也更安全，更适合肾功能不好的患者，也适合老年患者；零耐药记录 8 年；拥有更高的谷丙转氨酶复常率，也就是说受损肝细胞恢复正常的概率更高。在 2019 年 11 月，韦立得正式被纳入国家的医保目录，从 2020 年 1 月开始，市售价格也从 1 180 元降至 880 元一盒，而且还能通过医保报销一部分费用，乙型肝炎患者承担的费用整体来说能减少约 80%。

近两年我国实行带量采购政策，使抗乙型肝炎病毒药物价格下降到原有价格几分之一,为我国乙型肝炎患者的治疗一方面大大降低了患者支付的医疗费用,另一方面由于恩替卡韦(ETV)、富马酸替诺福韦酯(TDF)、富马酸丙酚替诺福韦(TAF)高效快速降低病毒量、安全性好特点,临床医生也相应拓展了适应证,应治尽治,减少了肝衰竭、肝硬化发生。

对于几种核苷类药物临床上应该怎样选择

初治患者应首选强效低耐药药物(ETV、TDF、TAF)治疗。不建议阿德福韦酯(ADV)和拉米夫定用于 HBV 感染者的抗病毒治疗。正在应用非首选药物治疗的患者,建议换用强效低耐药药物,以进一步降低耐药风险。应用 ADV 者,建议换用ETV、TDF 或 TAF;应用拉米夫定或替比夫定者,建议换用TDF、TAF 或 ETV;曾有拉米夫定或替比夫定耐药者,换用TDF 或 TAF;曾有 ADV 耐药者换用 ETV、TDF 或 TAF;联合ADV 和拉米夫定、替比夫定治疗者,换用 TDF 或 TAF。

对于应用化疗和免疫抑制剂治疗的患者
应怎样选择抗病毒治疗方案

现在很多慢性乙型肝炎患者不止有一种病,如果慢性 HBV感染者接受肿瘤化学治疗或免疫抑制剂治疗有可能导致 HBV

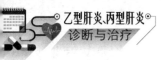

再激活,重者可导致肝衰竭甚至死亡。那么,我们应该怎样科学地处理这类普遍性的问题呢?

临床资料表明,20%~50%的 HBsAg 阳性、抗 HBc 阳性肿瘤患者,8%~18%的 HBsAg 阴性、抗-HBc 阳性肿瘤患者,在抗肿瘤治疗后发生 HBV 再激活。预防性抗病毒治疗可以明显降低乙型肝炎再激活发生率。建议选用强效低耐药的 ETV、TDF 或 TAF 治疗。

所有接受化学治疗或免疫抑制剂治疗的患者,起始治疗前应常规筛查 HBsAg、抗 HBc。HBsAg 阳性者应尽早在开始使用免疫抑制剂及化学治疗药物之前(通常为 1 周)或最迟与之同时应用 NAs 抗病毒治疗;即使 HBsAg 阴性、抗 HBc 阳性患者,若 HBV-DNA 阳性,也需要进行预防性抗病毒治疗;如果 HBV-DNA 阴性,可每 1~3 个月监测 ALT 水平、HBV-DNA 和 HBsAg,一旦 HBV-DNA 或 HBsAg 转为阳性,应立即启动抗病毒治疗。HBsAg 阴性、抗 HBc 阳性者,若使用 B 细胞单克隆抗体或进行造血干细胞移植,HBV 再激活风险高,建议预防性使用抗病毒药物治疗。

在化学治疗和免疫抑制剂治疗结束后,应继续 ETV、TDF 或 TAF 治疗 6~12 个月。对于应用 B 细胞单克隆抗体或进行造血干细胞移植患者,在免疫抑制治疗结束至少 18 个月后方可考虑停用 NAs。NAs 停用后可能会出现 HBV 复发,甚至病情恶化,应随访 12 个月,其间每 1~3 个月监测 HBV-DNA。

HBV 相关肝细胞癌患者肝手术后
还需进行抗病毒治疗吗

有些人总认为肝癌都手术切除了,想当然认为可以不再需要抗乙型肝炎病毒治疗。有资料表明,HBV-DNA 阳性的肝细胞癌患者接受抗 HBV 治疗可减少肝细胞癌术后的复发,提高总体生存率。抗病毒药物应选择快速、强效的 NAs(ETV、TDF 或 TAF)。无禁忌证患者也可应用 IFNα。HBsAg 阳性而 HBV-DNA 阴性的肝细胞癌患者接受肝脏切除、肝动脉化学治疗栓塞术、放射治疗或全身化学治疗时,都可能出现 HBV 再激活,建议使用 ETV、TDF 或 TAF 进行抗病毒治疗。

对于肝移植患者应怎样选择抗病毒治疗方案

肝移植后,还需要抗病毒治疗吗

乙型肝炎病毒存在于我们血液中,即使肝脏拿掉了,但病毒还存在于我们血液中。如不进行抗病毒治疗,移植的肝脏还会感染乙型肝炎病毒。所以我们不光是在移植术后抗病毒,而且在移植术前就应抗病毒治疗。

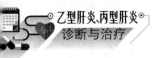

患者因 HBV 相关疾病(包括肝衰竭、肝细胞癌)进行肝移植时,应合理选用抗 HBV 方案,减少移植肝再感染 HBV 的风险。其具体方案主要取决于再感染的主要风险因素,即移植前的HBV-DNA 定量水平。如移植前 HBV-DNA 定量阴性,则意味着再感染风险低,可在术前尽早使用强效低耐药的 NAs,即ETV、TDF 或 TAF,预防 HBV 再激活,术后无需加用 HBIG。如移植前 HBV-DNA 阳性,则意味着再感染风险高。术前尽早使用强效低耐药的 NAs 以降低 HBV-DNA 水平;术中无肝期应静脉注射 HBIG;术后除了长期应用 NAs,还应联合应用低剂量HBIG 持续 0.5～1 年,此后再继续单用 NAs。近年来,有研究发现,在应用 ETV 治疗的患者中缩短 HBIG 疗程仍然有效。如果患者已经应用了其他 NAs 药物,需密切监测 HBV-DNA,警惕耐药,及时调整方案。

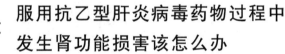 服用抗乙型肝炎病毒药物过程中发生肾功能损害该怎么办

抗乙型肝炎病毒药物是经肾脏代谢的,所以存在一定的肾毒性。评估肾脏损伤高危风险因素包括:失代偿期肝硬化、eGFR<60 ml、控制不良的高血压、蛋白尿、未控制的糖尿病、活动的肾小球肾炎、伴随使用肾毒性药物或接受实体器官移植等。当存在肾损伤高危风险时,应用任何 NAs 抗病毒过程中均需监测肾功能变化。若应用 ADV 或 TDF 治疗,无论患者是否存在

肾脏损伤高危风险,均需定期监测血清肌酐、血磷水平。

慢性肾脏病患者、肾功能不全或接受肾脏替代治疗的患者,推荐 ETV 或 TAF 作为一线抗 HBV 治疗药物,或可根据患者情况选用替比夫定进行抗病毒治疗,不建议应用 ADV 或 TDF。

慢性乙型肝炎患者抗病毒治疗如果应答不佳,该怎样改变治疗方案

抗乙型肝炎病毒治疗过程中发现绝大多数患者治疗降低病毒量是快速有效的,但也有少部分人治疗效果不佳,那该怎么办呢?

采用 ETV、TDF 或 TAF 治疗 48 周,若 HBV-DNA$>2\times$ 10^3 IU/ml,排除依从性和检测误差后,可调整 NAs 治疗方案(采用 ETV 者换用 TDF 或 TA,采用 TDF 或 TAF 者换用 ETV,或两种药物联合使用)。

乙型肝炎肝硬化患者抗病毒治疗如果应答不佳,该怎样改变治疗方案

采用 ETV、TDF 或 TAF 治疗 24 周,而不是像慢性乙型肝炎患者 48 周评估,若 HBV-DNA$>2\times10^3$ IU/ml,排除依从性和

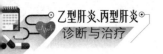

检测误差后,建议调整 NAs 治疗方案(采用 ETV 者可改用 TDF 或 TAF,采用 TDF 或 TAF 者可改用 ETV),或两种药物联合使用(ETV 联用 TDF 或 TAF)。

普通 IFNα 治疗无应答,患者该怎么办

普通 IFNα 治疗无应答患者,治疗后至少需追踪 6 个月才能确定是否为 IFNα 无应答,再次应用普通 IFNα 治疗的疗效很低。建议采用聚乙二醇 IFNα 并延长治疗时间或采用核苷类似物(拉米夫定或阿得福韦)治疗方案。

抗病毒核苷核酸类药物应用时间长都会发生耐药吗

目前我们使用的核苷核酸类似物都存在一定程度的耐药问题,只是耐药出现的时间是早还是晚,耐药的比率是高还是低。拉米夫定治疗有效,但耐药发生率极高。日本的长期随访资料表明,第一年的拉米夫定耐药发生率约为 7%,第二年的累计耐药率为 42%,第三年为 53%,第四年、第五年则更高。耐药方面,恩替卡韦有独特的优势,特别对于从来没有经过核苷核酸类似物治疗的患者,使用恩替卡韦,第一年到第四年的数据显示,耐药的比率都是非常低的。在现有批准治疗乙型肝炎的核苷

(酸)类似物中,患者对拉米夫定耐药发生率最高,其次是替比夫定和阿德福韦,对恩替卡韦耐药发生率最低。韦瑞德(TDF)治疗8年的研究数据显示,共有41例次病毒学突破,其中29例次(70%)的原因是依从性问题,59%发生病毒学突破的患者继续TDF治疗仍然获得病毒学应答,进一步的核酸序列测定未发现TDF相关的耐药。更新的韦立得(TAF)有8年的零耐药记录,而且目前还没有出现耐药的情况。

抗乙型肝炎病毒核苷核酸类药物能停药吗

由于目前抗乙型肝炎病毒药物不能真正清除体内乙型肝炎病毒,部分专家认为不能停药,当然疗程越长复发概率肯定越低,但部分临床研究也证实在医生严格监控下达到以下标准也可停药。①HBeAg阳性患者经口服抗病毒药物治疗,达到HBV-DNA低于检测下限、转氨酶恢复正常、HBeAg血清学转换后,再巩固治疗至少3年(每隔6个月复查1次)仍保持不变,且总疗程至少4年时,可考虑停药,但延长疗程可减少复发。②HBeAg阴性患者,达到HBsAg消失且HBV-DNA检测不到,再巩固治疗1年半(经过至少3次复查,每次间隔6个月)仍保持不变者,可考虑停药。

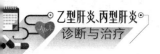
目前有什么指标用来判断核苷类药物抗 HBV 治疗后是否可以停药

依据目前专家意见,认为唯一可靠的停药标准是肝细胞核内 HBV-cccDNA 的清除。然而,受制于检测技术的瓶颈,HBV-cccDNA 在血液中的含量极低,几乎无法检测到,尚无临床应用价值。血清 HBV-RNA 水平能够反映肝细胞核内 HBV-cccDNA 的存在及转录活跃状态,近年来,HBV-RNA 作为一种新型的 HBV 标志物,对其血清水平的动态监测,似乎有望成为核苷类药物治疗后病毒清除的监测指标和停药指标。近些年我国学者临床研究结果显示,血清 HBV-RNA 是最有前景的预测核苷类药物抗病毒治疗后安全停药的指标。

为什么要对患者进行抗病毒治疗前检查

抗病毒治疗前的检查是非常重要的。例如,治疗前转氨酶正常的乙型肝炎病毒携带者不属于抗病毒治疗的适应证,而肝功能损伤过于严重(ALT 大于正常值上限 10 倍或有肝衰竭倾向)的患者需要暂缓抗病毒治疗或在医生严密监护下进行治疗。治疗前肝功能状况和 HBV-DNA 水平不仅是抗病毒治疗的依据,也是以后判断药物疗效的基础。如果一位患者在治疗前血清 HBV-DNA 水平为 10^8 cps/ml,治疗 3 个月后下降至 10^5 cps/ml,则疗效很好。但如果这位患者在治疗前后血清 HBV-DNA 水平无明显下降,其疗效就属于不好的。如果没有治疗前的检查,这种情况就不可能知道。治疗前检测乙型肝炎 5 项血清学标志,可以成为治疗后 e 抗原血清学转换的依据。如果能用较好的定量检测方法,观察治疗前后 e 抗原量的变化,对治疗的有效性判断就更有帮助了。肝穿刺检查可以观察到抗病毒治疗前后肝组织学改善的情况,但肝穿刺毕竟是一种有创伤性检查,操作麻烦,不适合对所有患者应用。另外,治疗前进行血常规、肾功能、血磷、磷酸肌酸激酶等检测,有助于治疗中不良反应的判断。如果治疗后这些指标有改变,可能与药物有关。

乙型肝炎表面抗原转阴是治愈吗,乙型肝炎表面抗原转阴后会反弹吗

乙型肝炎表面抗原转阴目前被认为是乙型肝炎治疗的理想标准,至少到目前为止乙型肝炎是无法完全治愈的,即便如此,表面抗原的转阴并非易事,它是一个量变到质变的过程。表面抗原和 e 抗原的转阴并出现抗体,是一个治疗的理想目标,这意味着患者机体可以实现免疫控制,从而可对疾病持久控制,降低肝硬化和肝细胞癌的发生率,提高患者生存率。但值得注意的是,部分乙型肝炎表面抗原经治疗转阴后可能会反弹。因此,慢性乙型肝炎治疗期间应进行表面抗原定量监测,以此对治疗进

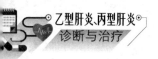

行指导,通过监测表面抗原水平的动态变化,不仅可以了解药物的疗效和病毒的抑制情况,还可预测停药后实现对疾病的持久控制的能力。乙型肝炎表面抗原转阴并不代表乙型肝炎病毒在体内被彻底清除,因此还要重视定期检查病毒量及肝功能指标。

乙型肝炎病毒常会出现哪些变异

所有病毒都会存在变异,治疗病毒的难点也在于它的变异性。肝病毒是一种高度变异的病毒,这造成乙型肝炎临床治疗上的困难。目前临床上常见的变异包括如下几种:①S区基因突变包括S亚型点突变和抗体逃逸突变。前者是在HBV持续感染过程中,自然出现的变异。后者是疫苗受种者或应用抗HBsAg单抗、多抗治疗的患者体内发生的变异。S区变异造成无法正确地表达HBsAg,可能呈阴性,失去了与抗HBs的结合力,造成免疫失败。②前C区变异就是病毒前C区基因发生突变,无法正确地表达HBeAg,HBeAg呈阴性。主要特征是"小三阳"但HBV-DNA阳性。前C变异的发生一般是在免疫压力下自然发生,以逃避免疫的打击,所以发生前C变异后,病毒相对更难清除,而且药物的应用范围也相对局限。③P基因区突变:主要是常见的YMDD变异。④P区基因编码病毒DNA多聚酶蛋白,HBV-DNA聚合酶包含4个小的高度保守的结构域,分别为A、B、C、D区。YMDD基序是指酪氨酸—蛋氨酸—天门冬氨酸—天门冬氨酸基序,位于HBV的C区,是DNA聚合酶的活性部位。拉米夫定结合于此区,干扰 HBV 的复制。一般拉米夫定耐药株的 P 基因变异多位于 B 区和 C 区,其中以 C 区 YMDD 变异最为常见;而泛昔洛韦耐药株的 P 基因变异多位于 B 区,两者较少重叠。但是存在一定的交差耐药。⑤X 基因区变异,目前对该区的作用尚未充分了解,故称 X 区,尚有待研究。

哪些因素会诱发乙型肝炎病毒的变异

乙型肝炎病毒变异的因素是多方面的,首先,有病毒本身的因素,因为乙型肝炎病毒本身就在持续变化,自然有个变异过程。其次,乙型肝炎病毒变异和机体的免疫压力有关系,机体免疫活化之后,会抗病毒,此时病毒有一个免疫逃逸机制,避免机体对它产生攻击,乙型肝炎病毒常常通过变异获得免疫逃避的机会,那病毒就很容易出现变异。另外治疗乙型肝炎病毒的药物也能诱导病毒发生变异。由于药物作用于特定的部位,持续作用会导致这个部位的核酸改变,使乙型肝炎病毒对该药物不再敏感,也就是耐药性变异。

长期服用抗乙型肝炎病毒药物,对人体健康有风险吗

众所周知,任何药物都有一定毒性,既然抗病毒药物是一种

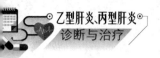
药物,那么抗乙型肝炎病毒药物长期服用对人体健康肯定是有一定风险的。国家药监局最近发布消息,提醒广大医务工作者、药品生产企业和公众,高度关注拉米夫定和替比夫定引起横纹肌溶解的风险。临床医师在患者持续用药过程中要注意监测患者的肌酸磷酸激酶变化,以及肝、肾功能等化验指标,治疗过程中一旦患者出现弥漫性肌肉疼痛、肌肉触痛、肌无力、关节痛等症状时,应考虑药物引起的肌肉骨骼系统损害,立即停药或采取相应的治疗措施。一旦出现严重横纹肌溶解症,可能会引起危及患者生命的代谢紊乱和急性肾功能衰竭,应立即采取积极的救治措施。目前的抗病毒治疗可以有效地抑制乙型肝炎病毒复制,促进肝功能恢复正常,改善肝纤维化,减少肝硬化和肝癌的发生,改善乙型肝炎患者的生活质量。抗病毒的益处明显高于那些少见甚至罕见不良反应的风险,权衡利弊,因此我们不能只注意到不良反应发生的风险,而忘记乙型肝炎病毒给自己身体带来的风险,放弃有效的抗病毒治疗。

乙型肝炎"小三阳"患者真的不用进行抗病毒治疗吗

　　一般来说,乙型肝炎病毒感染的"小三阳"状态是乙型肝炎病毒复制的"冬眠期"。这时,乙型肝炎病毒几乎无复制,肝功能正常,患者的病情相对平稳,无须治疗。但有小部分"小三阳"患者反复肝功能异常,究其原因可能是病毒前 C 区发生变异,尽管血清中的 e 抗原阴性,但体内仍长期存在乙型肝炎病毒 DNA 的复制,查血清 HBV-DNA 呈阳性,患者常伴有持续性或间歇性血清转氨酶升高[目前有专家建议,转氨酶上限值为男性 30 U/L,女性 19 U/L,只要越过这个上限水平,且用高敏度实时定量 PCR 检测(下限为 10～20 U/ml)为阳性,就应该进行抗病毒治疗],导致肝细胞持续性损伤。因此,这样的"小三阳"乙型肝炎患者仍需要抗病毒治疗。经过合适抗病毒药物治疗,乙型肝炎病毒的复制被抑制,这样肝细胞的损伤也就随之停止了,减少了向肝纤维化、肝硬化的进展可能。

抗病毒治疗期间一定要进行监测吗

抗乙型肝炎病毒药物在体内是否达到了抗病毒效果,病毒是否对药物产生了耐药性,主要依靠治疗期间的动态指标监测。如果治疗 3 个月以上,患者的 HBV-DNA 滴度未见下降,说明这种抗病毒药物治疗无效,就应该更换其他抗病毒药物治疗。一旦确认达到疗效,可继续治疗到治疗终点后停药。如果用药期间出现 HBV-DNA 和 ALT 的反跳,可能是因为病毒发生了变异,对药物产生了耐药。另外,有些抗病毒药物在治疗期间可能会发生一些不良反应,如干扰素可能引起白细胞下降和肝功能异常,个别患者可出现甲状腺功能异常等。这些不良反应都需要在治疗中定期检查才能及时发现。因此,抗病毒治疗期间一定要进行多项指标的监测。

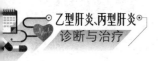
儿童乙型肝炎患者如何进行抗病毒治疗

一般认为乙型肝炎患者肝功能正常,不管患者体内病毒数量多少,可暂时不进行药物治疗,让患者保持良好的心态、注意饮食、避免劳累即可。因为肝功能正常的情况下,病毒与人体和平共处,无论使用什么药物,都不会对乙型肝炎病毒发挥太大作用,疗效不佳。所以儿童 HBV 感染者如果处于免疫耐受期,暂不考虑抗病毒治疗。对于慢性肝炎或肝硬化患儿,应及时抗病毒治疗。儿童慢性乙型肝炎(CHB)患者抗病毒治疗可明显抑制 HBV-DNA 复制,增加 ALT 复常率及 HBeAg 转换率。但需考虑长期治疗的安全性及耐药性问题。目前美国食品药品监督管理局(Food and drug administration, FDA)批准用于儿童患者治疗的药物包括 IFNα(≥1 岁)、恩替卡韦(≥2 岁)和 TDF(≥2 岁,且体质量≥10 kg)。我国已批准 TAF 用于青少年(≥12岁,且体质量≥35 kg)。PegIFNα-2a 可应用于≥5 岁 CHB 儿童。

乙型肝炎患者治疗时应注意的问题

青少年时期是乙型肝炎治疗的最佳时期吗

慢性乙型肝炎大多数来源于幼年时期的感染或母婴传播,

乙型肝炎的病程也非常漫长,需要经历婴幼儿时期、青少年时期、成人期,但并不是任何一个时期都可以进行治疗。其自然病程要经历婴幼儿时期的免疫耐受期、青少年时期的免疫清除期以及之后的反复发作和慢性迁延这样的一个过程。免疫耐受期是由于机体针对乙型肝炎病毒的免疫反应不健全,无法正常识别乙型肝炎病毒,也就没有能力针对病毒产生特异的免疫应答,因此机体和病毒处于"和平共处"状态。在临床上表现为病毒高载量、e抗原强阳性(俗称"大三阳"),而肝功能正常。通常这一时期不主张进行抗病毒治疗,建议密切观察即可。等待到青少年时期机体的免疫系统逐渐成熟和完善,机体免疫系统开始识别乙型肝炎病毒,同时开始对其进行清除,我们称之为免疫清除期。此期临床特点为丙氨酸氨基转移酶上升、病毒和e抗原量表现为高、中水平,此时机体处于免疫激活状态,是抗病毒治疗最佳时期。若在这一时期,我们适时的进行抗病毒治疗,也有助于诱导机体产生针对乙型肝炎病毒的特异性免疫应答,从而获得对乙型肝炎的持久控制,我们纵观慢性乙型肝炎的发展过程,就能理解乙型肝炎的最佳治疗时间就是青少年时期。

氨基转移酶的高低是判断治疗时机的重要指标吗

我们在临床上需要一个指标来协助我们进行判断,这个指标就是氨基转移酶(ALT),如果氨基转移酶处于一种升高的状态,而又排除了其他原因的影响,那我们可以说这个患者的乙型

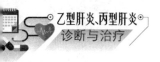
肝炎处于活动期,也就是处于免疫清除期,这时我们进行有针对性的抗病毒治疗,尤其是基于免疫调控的抗病毒治疗(如干扰素的治疗),就有可能达到持续的病毒学应答或最高的治疗目标(即表面抗原血清学转换)。至于氨基转移酶水平升高到什么程度比较合适,通常我们说升高到正常值的 2～10 倍比较合适,但也不能过高,超过正常值的 10 倍,特别是出现黄疸的患者就需要非常当心了,这时候肝脏的代偿能力有限,再进行干扰素的抗病毒治疗就可能会加重肝脏的损伤,造成失代偿。此时可选用核苷类药物,并辅以护肝治疗。

慢性乙型肝炎治愈有什么具体衡量标准吗

在过去,乙型肝炎治愈的标准多以肝功能正常为主,随着医学的进步,抗病毒治疗开始后,将乙型肝炎"小三阳"肝功能正常作为乙型肝炎治愈的标准。临床实践证实,治疗乙型肝炎的真正关键是抑制病毒的复制,清除乙型肝炎病毒,才能从根本上阻止肝炎的发作,那么乙型肝炎治愈的标准是什么呢? 乙型肝炎治愈包括临床治愈、基本治愈和彻底治愈。所谓"临床治愈"是针对发病状态的乙型肝炎患者而言,经过治疗肝功能完全复常即可判定为临床治愈。所谓"基本治愈"和"彻底治愈"是针对所有乙型肝炎人群而言,既包括病毒携带者,也包括发病状态的乙型肝炎患者。"基本治愈"是患者身体不适症状消失,肝功系列指标完全正常,乙型肝炎病毒系列指标出现乙型肝炎病毒 DNA、 e抗原转阴并出现e抗原与e抗体的血清学转换,肝穿刺组织免疫组化检查乙型肝炎病毒核心抗原消失,这样的结果保持2年以上。"彻底治愈"是指通过正确的治疗,患者身体不适症状消失,肝功能恢复正常,乙型肝炎病毒系列指标出现乙型肝炎病毒DNA、乙型肝炎病毒表面抗原、e抗原转阴,肝穿刺组织免疫组化检查乙型肝炎病毒核心抗原、表面抗原消失,这样的结果保持两年以上。慢性乙型肝炎中的大部分是可以达到临床治愈和基本治愈的,但需要的时间比较长。70%以上的患者可以通过积极正确的治疗,减缓病情进展速度,获得临床改善。每年有2%~4%的自然转阴率,经过治疗,转阴率可能稍高一点,但也很难超过10%。

慢性乙型肝炎的治疗终点是什么

慢性乙型肝炎治疗目标是通过防止疾病进展至肝硬化、终末期肝病和原发性肝癌,改善患者的生活质量并提高其生存率。国际上将抗病毒治疗的终点确定为3个层次:①理想终点。对于所有HBeAg阳性和阴性患者,出现持续的乙型肝炎表面抗原(HBsAg)转阴,伴或不伴HBsAg血清学转换。②满意终点。对于HBeAg阳性患者,出现持久的HBeAg血清学转换。③基本终点。对于HBeAg阳性但未获得HBeAg血清学转换的患者及HBeAg阴性患者,通过核苷(酸)类似物(NUC)治疗,使HBV-DNA维持在检测不到的水平,或接受有限疗程的干扰素

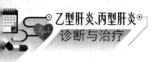

(IFN)治疗后,HBV-DNA 持续检测不到。在以上 3 个终点中,理想终点和满意终点是比较难达到的,而 HBV-DNA 的持续抑制则是可以达到的现实目标,也是基本目标。2015 年《慢性乙型肝炎防治指南》又提出,部分患者可追求"临床治愈",即乙型肝炎病毒表面抗原消失,或同时伴有乙型肝炎病毒表面抗体出现。

肝硬化患者抗病毒治疗为时过晚吗

有些乙型肝炎患者的病情已经发展为肝硬化,甚至出现了腹水、消化道出血、肝昏迷等肝功能失代偿的表现。大部分患者甚至部分临床医师认为抗病毒治疗已经为时过晚。其实早年在国外的一项研究中,一些准备接受肝移植的失代偿期肝硬化患者在手术前常规接受了抗乙型肝炎病毒的药物治疗。结果发现治疗后,有 2/3 的患者肝功能明显好转,甚至达到了暂缓手术的效果。因此说明肝硬化患者在一定的条件下,仍可在医生的指导和监测下进行一定的抗病毒治疗,达到缓解病情的目的,抗病毒治疗显而易见是有益处的。

抗病毒治疗要保持什么心态

由于一些乙型肝炎病毒感染者在社会上遭受的歧视和不平等,造成他们迫切追求所谓"转阴"治疗,并对乙型肝炎的抗病毒药物期望值过高。在抗病毒治疗期间,不去注意肝功能改善和乙型肝炎病毒 DNA 的抑制,而一味期望乙型肝炎病毒表面抗原的阴转,因此如果经治疗后乙型肝炎表面抗原仍呈阳性,则认为抗病毒治疗无效。其实,目前的乙型肝炎抗病毒药物仅能起到抑制乙型肝炎病毒复制的作用,并不能把乙型肝炎病毒从体内完全清除。抗病毒治疗的目的是抑制乙型肝炎病毒的复制,改善肝脏功能,缓解肝细胞的病理损害。这样的治疗必须有一个"持久战"的心理准备,要坚持持久的治疗,使乙型肝炎病毒长期处于抑制状况,最终达到 HBV-DNA 阴转,肝功能复常,e 抗原转阴,并出现 e 抗体的病毒"冬眠"状况,使肝细胞得到保护。

乙型肝炎"小三阳"更易发展为肝癌吗

从大量临床检测中发现,"大三阳"转为"小三阳"并不困难,46.2％的患者并未进行治疗而 e 抗原自动转阴。但人群中大量的慢性乙型肝炎病毒携带者或慢性乙型肝炎、肝硬化患者,却绝大多数是以"小三阳"模式存在的。在 178 例原发性肝癌与乙型肝炎病毒感染的相关资料中还发现,乙型肝炎表面抗原为阳性的患者占了 83.95％,其中"小三阳"占 53.69％,而"大三阳"仅占4.32％,也就是说"小三阳"转变成肝癌的概率要比"大三阳"高12 倍多。对于乙型肝炎"小三阳",以为它的传染性小,忽视了定期检查,耽误及早治疗,不注重日常保健,肝脏反复损伤,加上部分乙型肝炎"小三阳"存在病毒变异,诸多因素造成它比"大三

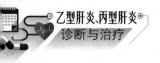

阳"更易变成肝癌。

不恰当停用核苷(酸)类药物会怎样

现有的核苷(酸)类抗病毒药物只能长期抑制乙型肝炎病毒复制,很难彻底把体内病毒清除干净,一旦停药就很可能引起乙型肝炎病毒重新活跃复制,导致肝功能异常,部分患者可能出现肝炎重型化。南京市某医院报道9例慢性乙型肝炎患者用拉米夫定治疗过程中因擅自停用拉米夫定,所有患者都在停用拉米夫定半年内发生肝炎重型化。因此,用核苷(酸)类药物治疗的患者,千万不要擅自停药。如确实需要停用核苷(酸)类药物治疗,也应定期检查肝功能(停药后的前3个月应每月检查1次肝功能,以后可每3个月检查1次肝功能),一旦出现肝功能明显异常,就应检测血清乙型肝炎病毒脱氧核糖核酸水平,并重新进行抗病毒治疗。

"只管降酶,不抗病毒"可以吗

我们在临床上常碰到慢性乙型肝炎患者氨基转移酶升高,我们只给予保肝降酶治疗,结果治疗一段时间后复查氨基转移酶不降反升,最后还是进行抗病毒治疗才使氨基转移酶水平复常。但无论是干扰素α、聚乙二醇化干扰素,还是核苷类似物拉米夫定、阿德福韦酯、恩替卡韦、替比夫定,不是对全部的患者都有很好的疗效。所以,尽管目前的抗病毒治疗的疗效不满意,但毕竟可以在一部分患者中获得较好的疗效,因此,如果适合进行抗病毒治疗,不要主观地排除抗病毒治疗方案,否则会失去治疗的时机。任何医师面对适合抗病毒治疗的慢性乙型肝炎患者,都不应该剥夺患者应用公认有效的干扰素 α 和核苷(酸)类似物这些一线抗病毒治疗手段的权利。

抗病毒治疗发生耐药很可怕吗

首先要肯定的是,抗病毒治疗发生耐药是一种常见的现象,不值得恐慌。抗病毒药物拉米夫定在临床应用已有很长一段时间,证明具有肯定和明显的抗乙型肝炎病毒的治疗作用,但在看到拉米夫定的临床疗效的同时,我们也注意到了拉米夫定的一些局限性,这就是一部分患者在应用拉米夫定治疗后6～9个月,出现 HBV-DNA 聚合酶的 YMDD 结构域的基因突变,从而产生耐药。每一个患者血清中的病毒都不是完全一样的,如果应用一种药物,不可能对于所有的病毒都有一样的效果。对于这种药物敏感的病毒就受到明显的抑制,但是如果对于这种药物不敏感,就不会受到明显的影响。因此,用药一段时间以后,药物敏感的病毒在病毒群中所占的比例就会逐渐下降,反之,不敏感的病毒在病毒群中所占的比率则会逐渐上升。很多患者特别是年轻患者因为对于是否出现变异和耐药十分担心,以至于排斥应用拉米夫定这一主要的抗肝炎病毒药物,从而使部分适合抗

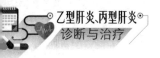

病毒治疗的患者失去了良好的治疗时机,这是不应该的。近几年随着越来越多口服核苷(酸)类药物的上市以及在临床上应用时间的积累,越来越多的患者开始关心药品的耐药性。其实耐药是所有口服抗病毒治疗药物的共性,是任何口服抗病毒药物都可能要面临的。但从病毒变异至耐药是一个逐渐形成的过程,是可以提前检测和预防的。只要患者能够在医生指导下用药,并且每3个月到医院进行一次检查,检测 HBV-DNA 和肝功能,医生会很容易地发现早期病毒变异。在医生的指导下调整治疗是完全能够解决病毒耐药问题的。更为可喜的是,现在已经有了可以对抗病毒变异的技术——病毒基因变异及其耐药检测技术,这是近年来国际上一种先进和全面的检测技术。通过做病毒基因变异检测,就能很清楚地知道患者体内的病毒是否发生了基因突变,具体是前 S、前 C、X、P 4 个区中哪个区发生了变异,变异原因是否和所用的药有关,是否对自己所吃的药物产生耐药,具体是哪种药物,从而根据检测结果,帮助临床医生分析疾病的个体差异、病情进展趋势和药物敏感性耐药性,制订个性化治疗方案,目前对此项检测技术的运用,可有效检测患者对抗病毒药物的耐受性,使患者的治疗花钱少,更高效。

如出现 HBV/HCV 合并感染的患者应怎样选择抗病毒治疗

所有 HBsAg 阳性者都应筛查抗-HCV,如为阳性,则需进一步检测 HCV-RNA 定量。HCV-RNA 定量阳性者均需应用直接抗病毒药物(Direct acting agents，DAA)治疗。此类患者有发生 HBV 再激活的风险,因此在应用抗 HCV 治疗期间和停药后3 个月内,建议联合恩替卡韦、TDF 或 TAF 抗病毒治疗并密切监测。

HBsAg 阴性、抗-HBc 阳性者应用 DAA 治疗丙型肝炎过程中也有 HBV 再激活的风险,建议每月监测血清 HBV-DNA 定量和 HBsAg,若出现阳转,建议应用抗病毒治疗。也就是说,乙型肝炎合并丙型肝炎的患者在使用 DAA 抗丙型肝炎的过程中,要注意是否会使机体内的乙型肝炎病毒激活。

目前抗乙型肝炎病毒药物有什么最新特效药

2021 年 8 月 12 日,国家药品监督管理局药品发布公告显示,葛兰素史克公司（GSK）的反义寡核苷酸药物"GSK3228836 注射液"临床试验申请获批,主要用于慢性乙型肝炎的一线治疗。GSK3228836 注射液（又称 GSK836）是一款反义寡核苷酸药物,通过与乙型肝炎病毒(HBV)的 RNA 结合终止新病毒,是通过添加特定化学结构或分子来提高药物向特定组织的递送能力,从而使其在抑制乙型肝炎病毒的复制与表达方面更加高效和更具特异性。还能减少与 HBV 感染和复制相关的病毒蛋白的表达,达到慢性乙型肝炎功能性治愈目标。

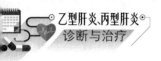

慢性乙型肝炎患者抗病毒治疗结束后
应如何规范随访

治疗结束后,不论有无治疗应答,停药后半年内至少每 2 个月检测 1 次血清 ALT、AST、胆红素、HBV 血清学标志和 HBV-DNA,以后每 3～6 个月检测 1 次,至少随访 12 个月。随访中如有病情变化,应及时处理并缩短随访间隔。对于持续 ALT 正常且 HBV-DNA 阴性者,建议每 6 个月进行 HBV-DNA、ALT、AFP 和 B 超检查;对于 ALT 正常但 HBV-DNA 阳性者,建议每 3 个月检测 1 次 HBV-DNA 和 ALT,每 6 个月进行 AFP 和 B 超检查。如有必要,应做肝穿刺检查。对于慢性乙型肝炎、肝硬化患者,特别是原发性肝癌高危患者(＞40 岁,男性、嗜酒、肝功能不全或已有 AFP 增高),应每 3～6 个月检测 AFP 和腹部 B 超(必要时作 CT 或 MRI),以早期发现原发性肝癌。对肝硬化患者还应每 1～2 年进行胃镜检查或上消化道 X 线造影,以观察有无食管胃底静脉曲张及其进展情况。采用 TDF 者,每 6～12 个月检测 1 次血磷水平、肾功能,有条件者可监测肾小管早期损伤指标。

目前治疗肝纤维化的药物有哪些

在慢性肝病患者早期纤维化阶段进行抗纤维化治疗是防止

或延缓向肝硬化进展的有效手段。目前临床上抗纤维化治疗不外乎西药和中成药两大类。抗肝纤维化的西药目前应用较普遍的有以下几种：

1. **氧化苦参碱** 具有减轻肝脏炎症的作用，且可以抑制肝内胶原合成及有一定的抑制病毒作用。

2. **秋水仙碱、甘草酸** 具有抗炎、护肝抗纤维化作用。

3. **水飞蓟素** 可以有抗脂质过氧化和纤维形成的作用，临床研究证实使用其是安全有效的，但抗肝纤维化的效果会因人因病情而异。

抗肝纤维化的中成药主要有以下几种：

1. **冬虫夏草制剂** 冬虫夏草可抑制总胶原及Ⅰ、Ⅲ型胶原在肝脏内沉积，使已经形成的胶原重新溶解、吸收。

2. **复方鳖甲软肝片** 是目前国内唯一被国家药品监督局批准的抗肝纤维化药，对促进纤维化的贮脂细胞增殖，具有明显抑制作用，可阻断或延缓肝纤维化进程。

乙型肝炎患者抗病毒治疗可以替代抗纤维化治疗吗

肝纤维化是指肝细胞发生坏死及炎症刺激时，肝脏内纤维结缔组织异常增生的病理过程，纤维化是肝硬化的前期病变，是可逆的。目前的抗病毒治疗，虽然可以在一定程度上抑制病毒复制水平，减轻炎症，但不等于也不可能代替抗纤维化治疗。最

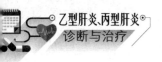
新科研成果证实,被激活的肝星状细胞是肝纤维化发生的中心
环节,只有抑制肝星状细胞活化,才能阻止胶原纤维的生成与沉
积,促进其降解,才能阻断肝纤维化,肝炎才有治愈的可能。抗
肝脏炎症的药物与抗纤维化药物作用上有所不同,单纯的抗病
毒药物需配合抗纤维化预防肝硬化药物来综合治疗,达到双管
齐下的效果。

中药苦参素有抗乙型肝炎病毒作用吗

目前公认的具有抗病毒作用的中药主要是苦参素。苦参素
是从苦豆子或苦参中提取的生物碱,主要成分是氧化苦参碱,已
有较多的文献资料表明,苦参素在体内确有抗乙型肝炎病毒的
作用。苦参素治疗病毒的作用机制主要体现为以下 6 个方面:
①苦参碱对 HBV 基因表达有直接抑制作用,苦参碱可抑制细胞
分泌 HBeAg 及 HBeAg。②可诱导细胞内某些酶类的产生(如
核酸内切酶),从而加强乙型肝炎病毒基因产物的降解,降低肝
脏分泌,溶解胶原纤维,逆转肝纤维化。③抑制肝脏星状细胞增
殖,促进金属基质酶的分泌,溶解胶原纤维,逆转肝纤维化。
④调控免疫,促进 NK 细胞活性,增高 CD4/CD8 的比值。⑤改
善肝细胞炎症、减少肝细胞死亡。⑥促进淋巴细胞转化和骨髓
中中性粒细胞的增殖、分化和成熟,改善骨髓造血功能,显著升
高白细胞。不可否认的是,有部分患者在使用苦参素后,有一定
的比例发生血清转换,但实际的抗病毒能力有限,且反跳严重,

因此不作为一线的抗病毒药物。

哪些人感染乙型肝炎病毒后容易发生慢性化

目前认为除遗传因素和种族因素外,乙型肝炎慢性化还与以下一些因素有关。

1. 最初感染乙型肝炎病毒时的患者年龄。新生儿感染乙型肝炎病毒,90%～95%要成为慢性携带者;儿童期感染乙型肝炎病毒后约20%,成人感染乙型肝炎病毒后约10%成为慢性化。

2. 无黄疸型肝炎患者比急性黄疸型肝炎患者容易发展为慢性。这与无黄疸型肝炎患者可能早期延误诊断和不能得到及时休息有一定关系。

3. 免疫功能低下者。如肾移植、肿瘤、白血病、艾滋病、血液透析患者感染乙型肝炎病毒后常易演变为慢性肝炎。乙型肝炎发病的急性期使用肾上腺糖皮质激素等免疫抑制剂治疗者,常能破坏患者体内的免疫平衡,也容易使急性肝炎转变为慢性。

4. 既往有其他肝炎或肝病史者,或有并发病症者,再感染乙型肝炎病毒时不仅容易急转慢,而且预后较差。

5. 其他因素。如急性期的肝炎患者过度劳累、酗酒、性生活过度、吸毒、应用损害肝脏的药物、营养不良、有其他病原微生物的严重感染或滥用药品等均可由急性转为慢性。

社会篇

乙型肝炎病毒携带者能生育吗

　　既往的流行病学资料显示,对于 HBsAg 阳性的女性来说,其新生儿感染乙型肝炎病毒的机会较之 HBsAg 阴性女性产生的新生儿感染乙型肝炎病毒的机会高出 10 倍。因此,如果女方是"小三阳",即 HBsAg 阳性和抗 HBe 阳性、HBeAg 阴性,可以生育;如果是"大三阳",HBsAg、HBeAg 均为阳性,说明其血液感染性强,有可能通过母婴传播的途径感染新生儿,所以乙型肝炎"大三阳"的女性生育需要采取一定措施以阻断母婴途径传播概率,具体措施是在新生儿出生 24 h 内注射乙型肝炎疫苗及特异性高效价免疫球蛋白。对于表面抗原阳性的孕产妇来说,只要经过了正确的联合免疫阻断,它的成功率可以达到 90% 左右,换句话说,也就是说所生育的小孩 90% 是正常的。

乙型肝炎病毒携带者和恋人接吻
会不会传染给对方

　　因乙型肝炎患者的唾液中可以查到 HBsAg,所以在和恋人接吻时由于口腔黏膜破损造成乙型肝炎传播的可能性还是存在的，但由于唾液中乙型肝炎病毒含量极少，相比血液中的含量来说，是微乎其微，所以感染乙型肝炎的概率极低，而且成人感染乙型肝炎95％可以自愈。所以，该传播途径至今仍不能被证实。因为夫妻之间不可能一点儿也不接触，所以家庭隔离是不可能达到的。预防的最好办法仍然是给尚未感染乙型肝炎病毒的正常人注射全程的乙型肝炎疫苗。因此，婚前检查及时发现乙型肝炎患者，配偶注射乙型肝炎疫苗是最好的预防方法。注射乙型肝炎疫苗后一定要检查有无乙型肝炎表面抗体产生，只要体内产生乙型肝炎表面抗体，密切接触乙型肝炎患者也不会被感染。我们经常发现，乙型肝炎患者的配偶，反而很少被乙型肝炎病毒感染，多数产生了乙型肝炎病毒的抗体。因此，我国没有规定乙型肝炎患者不许结婚，希望乙型肝炎病毒感染者的配偶不要歧视他们，做好自身防护措施的同时，要以正确的心态关心他们，爱护他们，过上幸福美满的生活。

患乙型肝炎的孕妇是否需要选择剖宫产，以减少在自然分娩中增加宝宝感染乙型肝炎的机会

有些人认为，乙型肝炎病毒携带者的孕妇如选择剖宫产可以避免新生儿在产道摄入母血、羊水和阴道分泌物，从而减低感染乙型肝炎病毒的风险。其实，这种认识是不正确的。剖宫产和自然分娩这两种生产方式，谈不上哪一种比另一种更安全，或

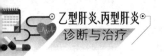

更容易引起传染。剖宫产也会使胎儿接触大量母血,对预防胎儿感染的作用不大。以往的临床研究也表明,剖宫产并不能降低母婴传播概率。乙型肝炎孕妇选择分娩方式时,应根据个人的身体条件、胎儿的情况、专科医生的意见和个人主观愿望综合考量,才是最理智的选择。在分娩时要注意的是:①与其他产妇隔离。②尽量避免过度劳累。③防止产程延长,造成胎儿窘迫,羊水吸入,软产道裂伤等。④产后要加强子宫收缩,以防产后出血。

患乙型肝炎的母亲能给婴儿哺乳吗

据以往统计资料表明,乙型肝炎表面抗原阳性者,其生产的新生儿在 1 年内成为乙型肝炎表面抗原阳性者可达 50%～70%;如果母亲 e 抗原也是阳性,则新生儿成为乙型肝炎表面抗原阳性者可达 80%～100%。对慢性乙型肝炎和乙型肝炎病毒携带者,多数研究发现母乳喂养并不增加婴儿乙型肝炎感染率,推测其原因可能是:尽管乙型肝炎病毒携带者乳汁中可能有乙型肝炎病毒,但其水平很低,含量远远低于血液中的浓度,因为病毒量越低越易被机体清除,奶粉喂养和母乳喂养的乙型肝炎病毒传播率并无明显差别;相反,母乳喂养的乙型肝炎病毒清除率要高于奶粉喂养,也许与母乳喂养婴儿获得抵抗力有关,因此,乙型肝炎表面抗原阳性携带者提倡母乳喂养。目前对于乙型肝炎表面抗原阳性妇女生育的婴儿出生后 24～48 h 内,实施乙型肝炎疫苗和高效价乙型肝炎免疫球蛋白预防注射防护,基本上能避免通过哺乳染上乙型肝炎病毒,由此又加上一层防护措施。但是应该注意:母亲在乙型肝炎急性期应停止母乳喂养,如果乙型肝炎病毒复制指标(如 HBV-DNA 等)呈阳性,则不宜用母乳喂养;如果发现乳房或乳头有损伤,则应暂停哺乳,因为乙型肝炎病毒是通过血液传播的,假如母亲的乳头有损伤,哪怕只有微量的血液流到婴儿的口腔,都能把乙型肝炎病毒,输进婴儿的体内,导致婴儿的感染。

乙型肝炎病毒携带者的家庭成员应注意什么

乙型肝炎病毒感染有家族聚集的倾向,家庭内的传播危险性与接触时间、密切程度、社会风俗、生活习惯甚至文化教养程度有关。由于乙型肝炎病毒可以通过血液、尿液、汗液、唾液、精液和乳汁等污染周围环境,传染健康人,因此在家庭中应尽量避免并阻断上述传播途径,注意对上述分泌物进行适当消毒和隔离。家中每个人都要注意个人卫生,餐具、牙具、修面用具及其他盥洗用品要分开。多人一起就餐时,要使用公筷公勺,将食物取放在自己的碗碟中食用;或采用分食制,每人 1 份;家庭用具和餐具要经常消毒。其实最积极主动的办法,也是最有效的预防办法是给尚未感染乙型肝炎病毒的家庭成员注射全程的乙型肝炎疫苗,使其产生对乙型肝炎的抵抗力,这时即便接触到乙型肝炎病毒也不会被传染了。另外,要注意经常锻炼身体,增强抵抗

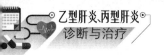

力。当你抵抗力强的时候,即使感染了乙型肝炎病毒,你的免疫系统也可以很快将病毒消灭。所以加强体育锻炼,提高身体素质是也是抵御疾病的基本方法。

乙型肝炎表面抗原阳性儿童能否收入托儿所或幼儿园

　　人群对乙型肝炎普遍易感,儿童因为抵抗力低,更容易患病。为保护儿童健康,入托入园前做乙型肝炎表面抗原检测已成常规。我们认为检测的目的不是为了把乙型肝炎表面抗原阳性儿童拒之门外。曾有人提出可为乙型肝炎表面抗原阳性儿童单独成立托儿所、幼儿园,以使管理和隔离。也有人提出不能成立单独机构的地方和单位,应在幼儿园中设立乙型肝炎表面抗原阳性儿童班,从物理条件上减少健康儿童与阳性儿童的接触。就这些问题,近年某幼儿园对此作了专题研究。该园有乙型肝炎易感儿 240 名,全部进行了乙型肝炎疫苗的全程免疫(3 针,每次 10～20 微克)。6 个月后有计划有目的地接收 5 名乙型肝炎表面抗原、乙型肝炎 e 抗原双阳性的儿童入托。再过半年及两年半后全园检查。全部接受免疫的儿童无一例发生感染乙型肝炎病毒的迹象。说明已接受乙型肝炎疫苗的小儿即使与乙型肝炎表面抗原阳性、并带有乙型肝炎 e 抗原(有传染性)的儿童混托,对健康也无不良影响。我们国家按照《中华人民共和国传染病防治法》规定,国家对儿童实行预防接种证制度,每个新生儿一出生都会接种疫苗。因此，幼儿园的儿童在一起时，一般不存在传染的可能。因此，如果给未感染过乙型肝炎的儿童和工作人员普遍注射乙型肝炎疫苗，即使有个别乙型肝炎表面抗原阳性的儿童入托，他们已具有抵抗能力，也不会感染乙型肝炎病毒。

携带乙型肝炎病毒的妇女能怀孕吗，采取什么措施才能阻断乙型肝炎病毒的母婴传播呢

　　携带乙型肝炎病毒的妇女当然能正常怀孕。我国是乙型肝炎高发地区，被乙型肝炎病毒感染的人群高达 10％左右。根据临床观察，乙型肝炎病毒表面抗原阳性和 e 抗原阳性的妇女怀孕，所生婴儿乙型肝炎病毒的感染率可高达 88.1％，其中 5％是在子宫内受到乙型肝炎病毒感染，其余大多数是在围产期吸入母血、羊水或阴道分泌物受到感染。单项乙型肝炎表面抗原阳性所生婴儿乙型肝炎病毒的感染率为 38％。而且婴儿一旦感染乙型肝炎病毒，他们中 85％～90％会发展成慢性乙型肝炎病毒携带状态，其中 25％于成年后将死于肝硬化和肝癌。因此，阻断乙型肝炎病毒的母婴传播是非常重要的，这对于保证下一代的健康有重要意义。早在 20 世纪七八十年代，发达国家就已应用乙型肝炎免疫球蛋白阻断乙型肝炎病毒的母婴传播，起到了很好的效果，使人群中乙型肝炎病毒携带者大为减少。

　　依据我们前期大量的临床实践证明，血清 HBV-DNA 高水平是母婴传播的高危因素，妊娠中后期如果 HBV-DNA 定量＞

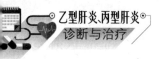

2×10^5 IU/ml,建议在与患者充分沟通,在其知情同意的基础上,于妊娠第 24～28 周开始抗病毒治疗,应用 TDF 或替比夫定。

孕妇为阻断母婴传播口服抗乙型肝炎病毒药物,什么时候能停止服药

免疫耐受期口服 NAs 的孕妇,可于产后即刻或服用 1～3 个月后停药。停药后 17.2%～62% 的患者可能发生肝炎活动,且多发生在 24 周内,应加强产后监测。可于产后 4～6 周时复查肝生物化学指标及 HBV-DNA,如肝生物化学指标正常,则每 3 个月复查 1 次至产后 6 个月,如果乙型肝炎活动,建议抗病毒治疗。

女性乙型肝炎患者何时怀孕最佳

对于急性乙型肝炎患者,经过适当治疗和合理调养,数月即可痊愈,检查肝功能恢复正常,乙型肝炎病毒抗原指标都已转阴,再休养一段时间,体力完全恢复,即可怀孕。对于慢性乙型肝炎患者,应该首先搞清病情的轻重程度,再决定是否怀孕。如果患者属于乙型肝炎病毒携带者,长期随访检查肝功系列始终正常,B 超检查不提示肝硬化,可以考虑怀孕。如果 B 超检查发现肝炎已经发展到肝硬化程度,最好不要怀孕。如果患者乙型肝炎炎症正处于活动阶段,检查肝功异常,自觉疲乏、食欲不振、

腹胀等,这时应该避免怀孕,肝脏炎症活动阶段怀孕,身体负担加大,肝脏要完成更多的工作,肝炎不易恢复,反而容易导致重型肝炎,危及孕妇生命。另外,对于胎儿的发育生长也不利。因此活动期的乙型肝炎患者,应该首先接受正规的治疗,包括抗病毒和免疫调节治疗等。正在用药期间,不适合怀孕,且这些药物可能对胎儿发育不利。待肝功能恢复正常半年以上,怀孕较为安全,这样对于母子均有利。

男性乙型肝炎患者进行抗病毒治疗会影响生育吗

男性患者抗病毒治疗如应用 IFNα,应在停药后 6 个月方可考虑生育;应用 NAs 抗病毒治疗的男性患者,目前尚无证据表明 NAs 治疗对精子的不良影响,可与患者充分沟通的前提下考虑生育。

慢性乙型肝炎患者在抗病毒治疗过程中怀孕了,该不该停药

抗病毒治疗期间意外妊娠的患者,若正在服用 TDF,建议继续妊娠;若正在服用恩替卡韦,可不终止妊娠,建议更换为 TDF 继续治疗;若正在接受 IFNα 治疗,建议向孕妇和家属充分告知风险,由其决定是否继续妊娠,若决定继续妊娠则要换用 TDF 治疗。

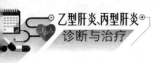
HBsAg 阳性患者如何正确对待恋爱婚姻问题

俗话说得好,男大当婚,女大当嫁,是人之常情。我国有1亿多人 HBsAg 阳性,大部分为青年男性,常常为恋爱、婚姻、生育等问题而烦恼,经常向医生提出咨询。那么,HBsAg 阳性应如何正确对待恋爱婚姻问题呢?为了减少乙型肝炎病毒的传播,为了优生优育,应慎重区别对待。如果是单纯的 HBsAg 阳性,而 HBeAg 和 HBV-DNA 阴性的患者传染性较小,可以结婚;HBsAg 阳性、HBeAg 和(或)HBV-DNA 阳性尤其伴有肝功能异常的患者,提示肝脏处于急性炎症期或慢性炎症活动期,传染性较强,其血液、唾液、精液或乳汁、阴道分泌物、尿液均可能具有传染性,不宜结婚;慢性迁延型肝炎虽病情较轻,但也应积极治疗,待病情痊愈后再考虑结婚,而且结婚前对方也应体检,化验血中如果有保护性抗体(抗 HBs),则可以结婚,如果抗-HBs 阴性,应尽快注射乙型肝炎疫苗,待产生足够抗体后可以结婚,婚后暂时不宜怀孕,应采取避孕措施。

乙型肝炎病毒携带者是否可以参军

以前在参军体检中没有乙型肝炎病毒学指标的检测项目,只要肝功能正常,乙型肝炎病毒携带者都可以参军。但近几年来,发现一些战士入伍后由于劳累致使乙型肝炎发病,严重影响了部队的战斗力,也危及个人健康。部队通常是集体住宿,在练习或演习中常常会有皮肤破损的情况发生,使得血液传播的可能性加大,更加频繁的接触增加了乙型肝炎病毒的传播机会。因此在近年参军体检中增加了此项指标,不论是乙型肝炎患者,还是携带者("大三阳""小三阳"),均不能参军。我们知道,携带者在日常生活中最需要注重的是均衡饮食及保证休息,平时的饮食起居需要膳食平衡,多摄入有营养的食物,而且尽量不能有过多的剧烈运动,这在部队中是不能保证的,由于劳累,易致使乙型肝炎发病,从而影响了部队的战斗力。这两点因素决定了乙型肝炎病毒携带者及患者是不能入伍当兵的。乙型肝炎病毒携带者如果通过治疗后表面抗原转阴,而且符合国家入伍体检的其他要求,是可以参军的,因此建议乙型肝炎病毒携带者积极治疗,争取表面抗原转阴。

接触乙型肝炎病毒后被感染的概率有多大

曾经有研究调查过医院的门把手、公共汽车的扶手、公共电话表面、计算机键盘等公共用品乙型肝炎病毒含量。结果表明,大部分公共用品表面是不干净的,带有乙型肝炎病毒。可见,人们除非时时刻刻将自己严严实实包裹起来,否则都会有机会接触到乙型肝炎病毒。在中国超过一半的人一生中曾经感染过乙型肝炎,感染后并不一定成为携带者,感染后是否成为携带者要

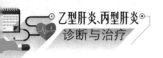

视不同年龄群体甚至不同个体的免疫力而定。根据美国乙型肝炎基金会调查,围产期婴幼儿感染后成为携带者的概率是90%;儿童感染后成为携带者的概率是50%;成年人感染后成为携带者的概率不到6%。能不能做到不被感染? 这是非常可能的,目前我国强制实施的计划免疫措施就是最好的保证,新生儿接种乙型肝炎疫苗后几乎都可以产生乙型肝炎表面抗体,这种抗体存在,即便是遇到乙型肝炎病毒也可以高枕无忧了。其他人员积极接种疫苗同样有好处,没有被感染过的人员一经疫苗接种产生相应抗体,也可以刀枪不入了。假如没有接种乙型肝炎病毒疫苗,体内没有保护性抗体形成,感染乙型肝炎病毒的机会和概率就相当大了。被乙型肝炎病毒污染的食物,进入有黏膜破损的消化道是会引起传染的。而且要是携带者和易感者都有口腔溃疡的话,被血液污染的唾液进入破损的口腔消化道黏膜更会引起传染,这种可能性不低。调查表明,74%的中国人都患有龋病(龋齿)、牙龈炎、牙周疾病或口腔溃疡。所以说,乙型肝炎病毒是非常普遍存在的,每个人都可能面临着感染的机会,只要稍不留意就会感染。一般来说,接触到病毒的概率为100%,被病毒感染的概率为50%,感染后成为病毒携带者的概率为6%,成为乙型肝炎患者的概率为1%。

目前乙型肝炎病毒感染率比以前有所下降吗

中国曾是乙型肝炎病毒高感染率的国家,1992年全国血清流行病学调查人群乙型肝炎病毒感染率达 60%，表面抗原携带率为 9.75%，全国乙型肝炎病毒携带者约为 1.2 亿人。在"预防为主"卫生工作方针指引下，中国卫生部门针对乙型肝炎高流行问题，不断加强对乙型肝炎防治工作的领导，制订防治规划，采取综合措施，控制乙型肝炎的流行与传播。中国乙型肝炎疫苗接种率逐年提高，2009 年项目地区报告数据显示，新生儿乙型肝炎疫苗全程接种率达到 98%，乙型肝炎疫苗首针及时接种率达到 88%。2006 年卫生部组织开展了乙型肝炎血清流行病学调查显示，中国人群 HBsAg 携带率已经低于 8%，5 岁以下人群 HBsAg 携带率已经低于 1%，充分说明中国目前乙型肝炎实际感染率已经下降到很低水平。根据 2006 年调查 HBsAg 携带率和 HBV 流行率计算，1992 年以来中国感染乙型肝炎病毒的人数减少近 8 000 万，HBsAg 携带者减少 1 900 万人，控制乙型肝炎工作取得了非常显著的成效。

乙型肝炎病毒携带者不能从事哪些工作

目前我国有慢性无症状乙型肝炎病毒携带者约 1.2 亿人，慢性乙型肝炎患者约 3 000 万人。很多患者因乙型肝炎而失去工作机会或在工作中受到歧视。那么乙型肝炎病毒携带者不能从事哪些工作？根据有关规定，下列工作属于国家法律、行政法规和卫生部门规定的禁止从事的易使传染病扩散的工作：①《中华人民共和国食品卫生法》规定不能从事接触直接入口食品的工

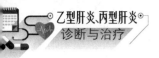

作。②国务院《公共场所卫生管理条例》规定不能从事公共场所直接为顾客服务的职业。③《中华人民共和国传染病防治法实施办法》规定不能从事饮水、饮食、整容、保育等职业。④《化妆品卫生监督条例》规定不能从事直接从事化妆品生产的工作。这些都是法律明文规定的。乙型肝炎病毒携带者可多一些认识和了解，以避免找工作时的一些不必要的麻烦，乙型肝炎病毒携带者可以找适合自己的工作就业。其实企业对乙型肝炎病毒携带者的歧视，既不符合科学，也违背国家的有关规定。社会各界也在呼吁为乙型肝炎病毒携带者提供平等的生存发展机会，有关部门高度关注，现在相关规定已经放宽了乙型肝炎病毒携带者办理健康证明的条件，相信乙型肝炎病毒携带者也会得到越来越多人的理解。

既往入学、就业体检为何要检查乙型肝炎表面抗原，现在又为何取消

既往要求在就业前进行乙型肝炎病毒感染检测的行业，仅包括饮食卫生和公共服务场所行业，且制定这一规定的一个重要原因就是当时对乙型肝炎的认识不够全面，将乙型肝炎和通过消化道传播的甲型肝炎一样对待。随着科学的发展，人们对乙型肝炎的认识水平不断提高，已证实乙型肝炎在这些从业人员中不会产生传播，一般日常工作或生活接触，如同一办公室工作、握手、拥抱、同住一宿舍、同一餐厅用餐和共用厕所等无血液

暴露的接触,不会传染。因此,乙型肝炎病毒携带者不会构成对同学和同事的威胁。特别是许多人曾接种过乙型肝炎疫苗,更不必担心会被传染。即使现在取消了从事饮食卫生或公共服务的从业人员就业时进行乙型肝炎检测,但并没有取消血清丙氨酸氨基转移酶检测。因此,如果是乙型肝炎患者,他们的血清丙氨酸氨基转移酶异常,一般是不会被漏检漏诊的,也不会影响乙型肝炎的发病监测。入托、入学和工作是公民的基本权利,只要不会传染他人,对周边的人不构成威胁,并能胜任学习或工作,就不能因为他携带乙型肝炎病毒而剥夺其入托、入学和工作的权力。取消检测它的目的是为了进一步规范就业体检行为,以保护人民群众的平等就业权利。

现行有关公务员录用体检通用标准中"关于乙型肝炎"部分有何新的变动

按照国务院要求,人力资源和社会保障部、教育部、卫生部联合下发了《关于进一步规范入学和就业体检项目维护乙肝表面抗原携带者入学和就业权利的通知》(人社部发[2010]12号)。《公务员录用体检通用标准(试行)》及《公务员录用体检操作手册(试行)》修订信息如:"各种急慢性肝炎,不合格。乙型肝炎病原携带者,经检查排除肝炎的,合格"修订为"各种急慢性肝炎,不合格";"血清 ALT 高于参考值上限 1 倍以上"修订为"血清 ALT 超过参考值上限 2 倍以上"。并且在所有关于肝炎的检测

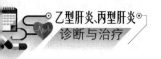
项目中,一律不许进行乙型肝炎项目检测。公务员体检中的肝脏生化检查是指 ALT 及 AST 这 2 项,若检测数值较参考值上限轻度异常(即不超过参考值上限 2 倍),而其他检测结果均正常,可直接做出体检合格的结论。

慢性乙型肝炎患者出现心理障碍有哪些原因

1. 由于认知的误区,一些人认为慢性乙型肝炎必然发展成肝硬化、肝癌,加上工作、经济、家庭等负担,使患者出现难以自控的强迫、恐惧、焦虑症状。

2. 慢性乙型肝炎病程长,中途易复发和加重病情,患者担心自己的健康状况被周围的人知晓,整日疑神疑鬼,惶惶不可终日,对生活、交际出现自闭情绪,严重者甚至患上"社交恐惧综合征"。

3. 反复住院及生活质量下降,使患者产生孤独、脾气怪异乃至精神症状,如遇重症患者的死亡,会导致患者出现偏执、敌对症状。

慢性乙型肝炎患者如何调整心态

慢性乙型肝炎患者可从以下几个方面着手进行自我心理调节:①要正确对待疾病。首先要补足与乙型肝炎相关的医学知识,知道乙型肝炎并非绝症,完全不用灰心。要以坦然的心态,从容对待乙型肝炎,千万不要背上思想包袱。②治疗宜早,疗程要足,服药要规律。听从医生,勿以为久病成良医,想当然自行治疗,再加上不注意保养,于是病情复发,屡治屡愈,屡愈屡发,终成慢性,迁延难愈,痛苦一生。③病后虚弱宜科学进补,适量运动,避免疲劳。如违反科学进补,过度运动消耗,结果必然适得其反。④注意保持心情愉快,重视心理治疗。一旦出现心理问题,应及时去专科医院进行心理治疗。

慢性乙型肝炎患者会有睡眠问题吗

据统计50%乙型肝炎患者都有失眠现象,包括入睡和维持障碍2个部分。其中约80%乙型肝炎患者的失眠与负性情绪相关,失眠的因素包括主观因素和客观因素。主观因素如焦虑抑郁情绪,家属的态度,经济负担,社会支持,人格支持等;客观因素如疾病本身因素如腹水导致腹胀,肝区疼痛,乏力,还有住院患者医院新环境适应等。因此,乙型肝炎患者要学会"睡好觉",以减轻睡眠障碍导致的负面影响。具体说来,乙型肝炎患者的休息可以从以下几个方面做起:①床铺要舒适,卧室保持安静,环境清洁,温度适宜。②生活习惯规律,按时上床休息,不要养成熬夜的不良习惯。③入睡前不要吃得过饱,不要吃过多的辛辣、刺激性的食物,不要饮用茶、咖啡等饮品。④睡前用热水泡脚,有助入眠。⑤睡前不要思考问题,不要去想一些令人头痛的事,不要阅读或观看过于精彩、令人兴奋的小说、电影、电视。

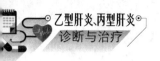
⑥适度的放松运动对于睡眠也很有帮助,累了以后容易入睡的道理大家都懂。

精神心理因素会影响慢性乙型肝炎复发吗

健康有四大决定因素:父母遗传占 15%,社会环境占 10%,自然环境占 7%,医疗条件占 8%,生活方式占 60%。人体精神—内分泌—免疫三者互相影响,精神、心理状态失常可引起人体免疫功能的改变,免疫功能降低,最终导致发病。乙型肝炎患者由于病程迁延,工作、生活、经济等不同程度受影响,患者精神心理负担较大,由此可引起机体内分泌、免疫功能改变,导致慢性乙型肝炎复发不在少数。乙型肝炎防治是一项系统工程,针对目前我国肝炎防治现状,应大力加强肝病防治知识科普宣传,使他们正确认识乙型肝炎,科学规范接受治疗十分关键。乙型肝炎的治疗和护理模式应从单一的生物模式转变到社会—心理—生物整体化的模式上来,这样必将大大促进肝病的治疗,减少乙型肝炎的复发,保障人民的健康。

乙型肝炎患者应学会哪些心理防护措施

乙型肝炎患者不仅要积极治疗肝病,同时还要医治心理的创伤。因为不良的心态会影响乙型肝炎患者的机体内环境,影响机体对疾病的免疫力,所以乙型肝炎患者须学会心理调节。那么乙型肝炎患者心理调节具体应从哪些方面入手?首先一旦发现自己是乙型肝炎患者,应理智对待,不急不躁,一方面应积极治疗,另一方面尽量做好保密工作,尽量减少负面影响。因为每个人的医学知识参差不齐,周围人群和左邻右舍、同事及亲朋好友都知道你是乙型肝炎患者,并不一定都会理解,还有可能带来不少麻烦。知道自己是乙型肝炎患者,血液和体液含有乙型肝炎病毒对于环境和人群有一定危害,注意社会公德,如尽量避免从事可能感染别人的工作,如幼儿园老师、饭馆厨师等。自己的餐具、日常用品一定要消毒或妥善处理,与他人分食。如遭遇到各种各样的不公平的待遇或被歧视时,应合理用法律法规作为武器,争取自己的合法权益。治疗应接受正规医疗机构的指导,不要自行滥用药物和滋补品,对于那些没有得到正式批准和公认有效的药物最好不用,以免加重肝脏负担,防止药物中毒,不该用药者千万不能乱用药,各种广告宣传或道听途说的"专家"并不可靠,避免误入歧途,上当受骗。适度参加一些文体活动,劳逸结合以不感到疲劳为主,运动能够让人远离烦恼,忘却疾病,减轻身心痛苦。

乙型肝炎患者如何预防抑郁症

乙型肝炎在我国是一种普遍存在的传染性疾病,很多乙型肝炎感染者因无法承受多方面的压力或自我否定、悲观等,使

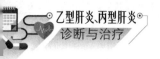

抑郁和焦虑等负性情绪成为乙型肝炎感染者普遍存在的问题。其根本原因是错误地夸大其传播性和危害性,导致很多民众对乙型肝炎感染者恐惧和不理解,正是由于社会因素和心理因素,给乙型肝炎感染者在生活中带来很多负面影响。因此,对乙型肝炎人群进行针对性的心理治疗和干预,这将有助于乙型肝炎患者恢复身心健康。乙型肝炎患者常常表现为情绪低落、疲乏、睡眠障碍、压抑、焦躁不安、精神不集中、悲观失望、全身某一部位或多处不定位不定时地疼痛(肝区痛常见)、食欲下降伴有腹痛、便秘、腹泻等,出现这些症状的主要原因除了病理性的外,很大程度上受到抑郁和焦虑的影响。抑郁症所引起的郁闷、乏力、厌食、身体疼痛或不适甚至厌世是比较普遍的现象。一般来说,对于轻度抑郁或焦虑的乙型肝炎患者,在积极治疗原发病的同时,适当进行心理治疗,可减缓患者的心理压力,改善症状,减少甚至不用抗抑郁症药物治疗。主要劝导患者正确认识肝炎发病规律和疾病的可治性,详细讲解病情恢复的进程和注意事项,纠正患者的一些错误认识,帮助其树立战胜疾病的信心和勇气。同时,社会上要积极响应政府下达的各种乙型肝炎防治措施,大力研究根治方法,积极接种乙型肝炎疫苗,并普及乙型肝炎的危害和传播常识,消除人们的顾虑,消除乙型肝炎歧视,才能从根本上减少乙型肝炎感染者的压力,到时抑郁将不治而愈。

得了肝炎应休息多长时间才能恢复工作 ⊃——

急性肝炎一般需要休息 1 个月,查肝功能 2 次正常后,才可恢复工作。刚恢复工作时,应避免重体力劳动,最好不要上夜班、额外加班,肝功能正常半年后可恢复正常工作。慢性肝炎复发的患者在肝功能异常期间,应注意休息,查肝功能两次正常后才能恢复轻工作,肝功能稳定正常半年以上,可恢复正常工作。重型肝炎患者的休息时间要比一般肝炎患者增加 1 倍。慢性肝炎和重型肝炎患者在恢复后还应定期复查肝功能及乙型肝炎病毒量的动态变化。

预防保健篇

⊶ 如何预防乙型肝炎

众所周知,乙型肝炎是一种复杂的、难治的、隐形的慢性传染性疾病,其防治不容忽视。现实生活中,我们既要以正确的态度对待疾病,不要心存恐惧,又要密切防病治病。预防乙型肝炎主要是采用疫苗接种和切断传播途径为重点的综合性措施,具体从两方面着手:首先是日常生活上的措施。乙型肝炎病毒最重要的传播途径是血液,"大三阳"乙型肝炎病毒携带者每毫升血中含有 1 000 万至几亿个成熟乙型肝炎病毒颗粒。极微量的血液进入皮肤黏膜的破口,就可造成感染。经血、阴道分泌物和精液均是重要的传染源,在性生活中常能通过生殖黏膜破损,而感染性伙伴。在乳汁、唾液中虽然有乙型肝炎病毒存在,但造成感染的可能性并不大。故不把它们作为主要传播原因对待。所以在生活上最主要的措施是预防血传播及性传播。其次注射乙型肝炎疫苗。经过多年乙型肝炎疫苗免疫实践,目前中国乙型肝炎人群感染明显下降,证明疫苗预防手段是十分有效的。

日常生活中有哪些具体措施可防止乙型肝炎病毒传播

既然乙型肝炎具有传染性,那么在生活中要怎样预防乙型肝炎病毒感染呢?我们知道,血液、分泌物及精液均是传染源,所以平时要形成良好的生活习惯,减少被乙型肝炎病毒感染的机会:不去黑窝点献血;不参与同性恋和宿娼活动;不用不洁的注射器、穿刺针、针灸针、牙钻、内镜等介入性医疗仪器;不用未经消毒的剃须刀、穿耳针、文身针等进行美容活动;不要和乙型肝炎患者及乙型肝炎病毒携带者共用毛巾、牙刷、被褥等,以防生活接触性感染;尽量不用未检测乙型肝炎指标的血液及血制品。

乙型肝炎发病的常见诱因有哪些

慢性乙型肝炎之所以反复发作,是因为目前手段下无法清除患者体内乙型肝炎病毒,患者体内的乙型肝炎病毒持续存在并不断复制繁殖。在疲劳、创伤、精神刺激及药物毒性作用的情况下,由于机体抵抗力降低,病毒便重新活跃起来进行复制与繁殖。当病毒复制增加到一定程度时,即会激起体内强烈的免疫反应,破坏了被感染的肝细胞,出现临床症状,如血清丙氨酸氨

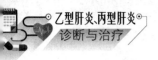

基转移酶增高、黄疸等。我们发现在生活中以下几种情况经常出现,可能会导致患者机体免疫调控系统失常,促使乙型肝炎的复发。①过度劳累:这是乙型肝炎发病的主要诱因。因为过度劳累,会使机体长期处于超负荷状态,导致机体抵抗力下降而发病。②受寒:比如感冒就能使体内防御疾病能力下降,潜伏在人体的乙型肝炎病毒得到了繁殖的机会。③营养不良:如偏食、大量抽烟、酗酒等,使身体抵抗力减弱,尤其是酗酒可直接损害肝细胞。此外,严重的睡眠不足、饮食不规律、精神抑郁、房事不节制等,也都是乙型肝炎的发病诱因。

怎样预防乙型肝炎发展成为肝硬化

乙型肝炎发展成为肝硬化的原因是肝细胞持续损伤,肝细胞发生炎症坏死后,正常的肝组织再生功能就会再生出一些纤维,肝脏内不断地再生纤维,这些纤维取代了大部分的肝组织,而它们又没有正常肝细胞的功能,肝脏变得又硬又小,这就形成了肝硬化。因此,预防乙型肝炎患者发展为肝硬化的关键在于阻断肝细胞的损伤。肝功能异常就是肝细胞坏死的标志。因此,乙型肝炎患者一定要定期检查肝功能,一旦发现肝功能异常就要及时到正规医疗机构治疗。另外,中药中的一些活血化瘀药(丹参等)、滋补药(冬虫夏草、鳖甲等)均有软化肝脏、减少肝内纤维生成的作用。

乙型肝炎患者如何预防肝癌

乙型肝炎和丙型肝炎都是肝癌的主要发病原因之一,在我国以乙型肝炎为主。肝炎到肝纤维化、肝硬化直至进展为肝癌,这样一个发展过程要经历比较长的时间,所以我们要积极采取一些措施预防肝癌发生,具体措施有以下几条:①早期正规抗病毒治疗,调节机体免疫功能。②阻断肝细胞的不断坏死,保护肝功能。③定期复查肝癌的血清学指标如甲胎蛋白和B超检查,必要时肝脏增强CT扫描。④保持心情舒畅,学习有关疾病知识,正确对待自身肝炎疾病。

如何阻断乙型肝炎病毒宫内感染

我国乙型肝炎发生率高,其中40%~50%由母婴传播。单用乙型肝炎疫苗阻断母婴传播的阻断率为87.8%,母婴传播对孩子的危害最大的就是导致孩子终身携带病毒,难以有效根治,很多乙型肝炎患者怀孕后不想让孩子感染乙型肝炎病毒,急切寻找乙型肝炎母婴阻断的方法,要阻断乙型肝炎母婴传播也并非不可能,只要按照科学的方法,循序渐进按部就班地走,就能成功阻断母婴传播,那么目前乙型肝炎母婴阻断的方法有哪些呢?血清HBV-DNA高水平是母婴传播的高危因素,妊娠中后

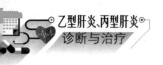

期 HBV-DNA 定量>2×10⁵ IU/ml,在充分沟通并知情同意的
基础上,可于妊娠第24～28 周开始应用 TDF 或替比夫定抗病毒
治疗。建议免疫耐受期孕妇于产后即刻或 1～3 个月停药。停药
后应至少每 3 个月检测肝生物化学和 HBV-DNA 等指标,直至
产后 6 个月,发生肝炎活动者应立即启动抗病毒治疗。

什么是乙肝疫苗,有几种类型

　　乙肝疫苗是用于预防乙型肝炎的特殊药物,即从乙型肝炎
病毒携带者血浆中分离乙型肝炎表面抗原,经处理后而制成。
疫苗接种后,可刺激免疫系统产生保护性抗体,这种抗体存在于
人的体液之中,乙型肝炎病毒一旦出现,抗体会立即作用,将其
清除,阻止感染,并不会伤害肝脏正常细胞,从而使人体具有对
乙型肝炎的免疫力。乙肝疫苗分为两类:一类是"血源乙肝疫
苗",其制作方法是,利用曾经患过乙型肝炎但已痊愈且已产生
了抵抗力(抗体)的人的血液,并通过人为的方法使它增强对抵
抗乙型肝炎的能力。另一类是"乙肝基因工程疫苗",国内基因
工程疫苗主要有两种:重组(CHO 细胞)乙肝疫苗和重组酵母乙
肝疫苗。重组(CHO 细胞)乙肝疫苗系用基因工程技术将乙型
肝炎表面抗原基因片段重组到中国仓鼠卵巢细胞(CHO)内,通
过对细胞培养增殖,增殖分泌乙型肝炎表面抗原(HBsAg)于培
养液中,经纯化加佐剂氢氧化铝后制成。重组酵母乙肝疫苗系
采用现代生物技术将乙型肝炎病毒表达表面抗原的基因进行质

粒构建,克隆进入啤酒酵母菌中,通过培养这种重组酵母菌来表达乙型肝炎表面抗原亚单位。这种乙型肝炎表面抗原亚单位具有原料易得、产量大、安全、高效等特点。重组酵母乙肝疫苗能预防所有已知亚型的乙型肝炎病毒的感染。

追溯乙肝疫苗历史,开发第一个血源乙肝疫苗,是 Blumberg 在 1969 年采用简单的热处理技术获得的;1981 年,美国食品药品管理局首先批准血源乙肝疫苗在人群中使用;1985 年,我国卫生部批准血源乙肝疫苗在人群中使用。但从感染者的血液获得免疫原不是一种疫苗常规制备的途径,其来源有一定的限制,制备成本高,且理论上有受不洁血液感染的可能;1986 年基因工程或 DNA 重组乙肝疫苗终于问世,基因工程乙肝疫苗的最大优点是采用合成的方法制备,不含血液成分,不会导致血液传播疾病的发生;1989 年,美国只批准基因工程乙肝疫苗上市;1995 年,我国批准基因工程乙肝疫苗使用;1996 年以后,血源乙肝疫苗在我国逐步被停止应用。

注射基因工程乙肝疫苗(酵母重组) 对人体有危害吗

基因工程乙肝疫苗(酵母重组)的有效成分来自能表达乙型肝炎表面抗原的酵母工程菌,几千年来,人类利用啤酒酵母生产啤酒的历史表明啤酒酵母是非常安全的。所以选择酵母这种宿主是因为酵母菌较其他宿主有更高的安全性和稳定性。这种酵

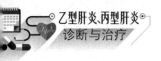

母工程菌源自啤酒酵母菌,疫苗生产中所用的原辅材料对人体无害,由于采用了先进的纯化技术,按默克工艺生产的基因工程乙型肝炎疫苗抗原蛋白的纯度在99%以上,基因工程乙型肝炎疫苗(酵母重组)中酵母DNA含量极低,并且该DNA无法在哺乳细胞中整合表达。实际接种后所反映情况看,也表明基因工程乙型肝炎疫苗(酵母重组)是非常安全的,在我国基因工程乙型肝炎疫苗已使用1 500万人份以上,如此大规模接种,尚未出现严重不良反应报道。所以大可不必担心接种乙型肝炎疫苗长期看会引起机体危害。

为何要接种乙肝疫苗

我国是乙型肝炎高流行地区,全国乙型肝炎病毒表面抗原携带者超1亿人,乙型肝炎是一种传染性很强、危害很大的疾病。乙型肝炎疫苗能预防乙型肝炎的原理简单的说就是:乙型肝炎疫苗其实就是制备乙型肝炎病毒表面的某些有效蛋白,这些蛋白接种人体后,免疫细胞会产生"特异性武器"(抗体)来对抗乙型肝炎病毒,而接种者本身不会被感染。当人体接触乙型肝炎病毒的时候,这种机体内产生的抗体"特异性武器"就会立即"开火",清除病毒,抵御感染。这样人体获得预防肝炎的免疫力,达到预防肝炎的目的。现在健康的人群都要注射乙肝疫苗来预防乙型肝炎。新生儿一出生就规定接种乙肝疫苗,基本可以确保将来不得乙型肝炎。现有的肝硬化、肝癌多从乙型肝炎发展而来,疫苗成功预防乙型肝炎,减少乙型肝炎发病概率,实际上就是防止肝硬化和肝癌第一针。

什么样的人群应尽早接种乙肝疫苗

我国属 HBV 感染高流行区,一般人群的 HBsAg 阳性率为9.09%,流行病学调查发现,接种与未接种乙肝疫苗人群的 HBsAg 阳性率分别为 4.51% 和 9.51%,由此可见,接种乙肝疫苗是预防 HBV 感染的最有效方法。乙肝疫苗的接种对象主要是新生儿,其次为婴幼儿,15 岁以下未免疫人群和高危职业人群如医务人员、经常接触血液的人员、托幼机构工作人员、器官移植患者、经常接受输血或血液制品者、免疫功能低下者、易发生外伤者、HBsAg 阳性者的家庭成员、男性同性恋或有多个性伴侣和静脉内注射毒品者等。

哪些情况不宜进行疫苗接种

注射乙肝疫苗对于预防乙型肝炎病毒固然相当重要,可在下列情况下接种乙型肝炎疫苗是不安全的,权衡利弊,建议暂缓接种疫苗。①有免疫缺陷或正进行免疫抑制剂(如肾上腺皮质激素、放射疗法、抗代谢化学疗法)治疗患者。②有急性传染病接触史和处于急性传染病恢复期的患者。③有慢性心脏病、肾

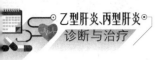
脏病、肝病、脑发育不全或有惊厥史的患者,曾患荨麻疹、喘息等过敏性疾病患者。④严重营养不良与佝偻病患儿不宜接种。⑤在接种的部位有严重皮炎、银屑病、湿疹及化脓性皮肤病的儿童应治愈这些病后再接种。⑥一般感冒、轻度低热等一般性疾病视情况可暂缓接种。⑦过敏体质,经常患荨麻疹、喘息等过敏性疾病的孩子,不宜打预防针,否则可能产生过敏反应。⑧妊娠期、哺乳期及月经期间应延迟接种某些乙肝疫苗。

乙肝疫苗有几种剂量,各适于什么人

当前我国生产的乙肝病毒基因重组疫苗有 5 μg/支,适合儿童使用;10 微克/支、20 μg/支,适于青年、成年人使用。在一定剂量范围内,疫苗剂量越大,免疫后抗-HBs 的阳转率越高,抗-HBs 在血液中的水平越高,使全程免疫后对人体保护效期加长。

乙肝疫苗接种的流程是什么

如果您是乙型肝炎三对半检查均为阴性,转氨酶正常,可以给予基因工程乙肝疫苗 1 支肌肉注射,注射部位为上臂三角肌(儿童、成人都一样),1 个月后,再打 1 支,6 个月后再打 1 支,一共 3 针,此方案称为"0、1、6 方案"。一般人群使用 10 μg/支,免疫成功率为 90% 以上,高危人群如血液透析患者及职业性与乙型肝炎患者密切接触者,亦可用 20 μg/支。新生儿使用 20 μg/支,第 1 针在出生后 24 h 内注射,其余两针与一般人群相同。新生儿的接种部位为大腿前部外侧肌肉内。

什么情况下不能接种乙肝疫苗,
接种疫苗后有什么接种反应

虽说乙肝疫苗的禁忌证不是很严格,但有下列情况者不能或暂不能接种乙肝疫苗:①低体重、早产、剖宫产的新生儿;妊娠期、月经期、哺乳期妇女。②慢性乙型肝炎或慢性乙型肝炎病毒携带者,因为其本身体内已经存在乙型肝炎病毒,接种乙肝疫苗,无预防和治疗效果。③现有急性或慢性严重疾病(活动性肝炎、活动性肺结核、肾脏疾病、严重心脏病等)或其痊愈后还不足2 周的患者,建议推迟接种乙肝疫苗。④过敏体质者如有哮喘、血清病、过敏性荨麻疹及对青霉素、磺胺、福马林等一些药物过敏者禁用乙肝疫苗进行免疫接种。⑤神经系统疾病、严重佝偻病、重度营养不良、先天性免疫缺陷的患者及正在应用免疫抑制剂的患者,不宜接种乙肝疫苗。⑥对于正在发热或持续发热者,建议待体温恢复正常后再接种宜。

一般来说,接种乙肝疫苗很少有不良反应。个别人有中、低度发热,或注射局部微痛情况,通常 24 h 内消失。

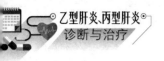
乙肝疫苗接种后何时起效

　　乙肝疫苗注射全程需要 6 个月共打 3 针,接种第 1 针后 1 个月,大约 30％的人出现抗体,即部分人开始起部分效果;接种完第 3 针后 1 个月,抗体滴度达到最高峰,换句话说,此时乙型肝炎疫苗在体内肯定起效。所以我们接种疫苗 3 针后,应去医院检查效果,如果有乙型肝炎表面抗体,就可长期获得保护不被传染乙型肝炎。

有乙型肝炎抗体还会得乙型肝炎吗

　　一般情况下,按正规程序接种乙肝疫苗是不会引发乙型肝炎的。但我们也遇到过这样的情况,有少部分人在接种乙肝疫苗后查出 HBsAg 阳性或抗 HBc 阳性,可能与以下几种因素有关。①在机体没有产生足够的保护性抗体前不幸感染了乙型肝炎病毒。②接种前没有进行乙型肝炎病毒学检测,其实已经被乙型肝炎病毒感染,可能在接种疫苗后想检验自己是否以产生保护性抗体,结果发现 HBsAg 阳性,因此误以为是由于接种疫苗导致的。③还有的人注射前虽然进行了乙型肝炎病毒学检查,并且乙型肝炎两对半示正常,但这也不能完全排除接种前已经感染了乙型肝炎病毒的可能。因为如果检查时正好处于病毒感染的潜伏期,大约半年,则检查结果也可能出现"阴性"。

接种乙肝疫苗后还应注意什么 ◯⟩

　　任何疫苗的成功率都不是 100％的,全程接种完乙肝疫苗,就以为永远不会得肝炎,这种想法显得有点片面。因为注射疫苗后产生的乙型肝炎表面抗体滴度在 10 mIU/ml 以上的人,才能起有效的预防作用。注射乙型肝炎疫苗后所产生的抗体只能预防乙型肝炎病毒感染,而对甲、丙、丁、戊型肝炎等病毒性肝炎是没有保护作用。注射疫苗后产生的保护性抗体也不是永久性的,随着时间推移,保护性抗体会逐渐下降,而且每个接种者接种乙肝疫苗后抗体水平有高有低,持续时间有长有短,所以应在医生指导下再行加强注射。接种乙肝疫苗后并不是都能 100％预防乙型肝炎病毒感染,生活中仍应注意避免与乙型肝炎患者的排泄物、血及分泌物接触。与病毒携带者接触时,也应注意采用公筷、分食等问题。

注射一次乙肝疫苗可以一劳永逸吗 ◯⟩

　　一个人注射一次乙肝疫苗后产生的保护性抗体不是永久性的。一般来说,疫苗注射两周后抗体就会逐渐产生,打第一针乙肝疫苗,有约 50％的人产生抗体。打第 2 针时,有 60％～70％的

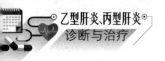

人产生抗体。第3针时,大概有多于90％的人产生抗体。儿童接种3针疫苗以后,应该到医院检查一下,到底产生表面抗体没有? 滴度够不够高? 若没产生表面抗体或者滴度不够,还需要打第4针,甚至是第5针。接种疫苗产生的抗体并不能持续终身,一般接种疫苗,注射3针后1个月97％的人都可测到表面抗体;第2年仍保持在这一水平;第3年降到74％左右,抗体滴度也下降。所以在3~5岁的时候,应再做一下复查,必要的时候还需要加强接种1针到2针。如果多次注射仍无法产生抗体,可用一种免疫调节剂,主要用的是一种分枝杆菌多糖,英文缩写MPS,在临床上用得不是特别多。用了MPS,然后再加乙肝疫苗的加强注射,85％左右没有应答的儿童,最终产生了抗体。

乙肝疫苗接种后的人群多长时间需要再接种

对于接种乙肝疫苗后有抗体应答者,产生的保护性抗体效果一般至少可持续12年。因此,一般人群不需要进行乙型肝炎表面抗体滴度监测或加强免疫,但对高危人群应进行乙型肝炎表面抗体滴度监测,如乙型肝炎表面抗体滴度低如小于10 mIU/ml 者,应在半年内接种给予加强,抗体滴度大于 10 mIU/ml 可在 6 年内复种。我国多数专家建议免疫后3年内加强1次为好。很多人担心抗体滴度下降会降低保护的作用,实际上,抗体的滴度并不能完全反应保护的程度,作为主动免疫的特点,抗体滴度的下降或消失并不意味着保护的消失,在受到 HBV 的感染时,免疫的记忆会有效唤起,并增加抗体的滴度。

母亲 HBsAg 阳性,新生儿在乙肝疫苗全程免疫后应间隔多长时间再做血清学检查

HBsAg 阳性的母亲,其所孕育的新生儿要在 1 岁和 6 岁时进行血清学检测,以了解其是否产生了保护性的乙型肝炎表面抗体(抗 HBs)。如果没有,要及时进行加强免疫,因为这些新生儿受再感染的危险概率是 HBsAg 阴性女性所生产孩子的 10 倍,感染后容易变成 HBsAg 终身携带者。

怎样评价乙肝疫苗接种是否免疫成功

一般在接种疫苗第 3 针后的 1～3 个月进行血液检测,因为这时乙型肝炎表面抗体滴度体内达到峰值,按照接种后产生的乙型肝炎表面抗体滴度将免疫反应分为以下 4 类:①无反应:即注射 3 针乙肝疫苗后不产生抗 HBs。②弱反应:注射后所产生的抗 HBs 滴度低于 10 U/L。以上 2 种情况占 5% 左右。③低反应:注射后产生的抗-HBs 滴度在 10～100 U/L 之间。④高反应:注射后产生的抗 HBs 滴度超过 100 U/L。

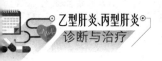

⌒ 乙肝疫苗接种后无(低)免疫应答有什么对策吗

目前使用的乙肝疫苗致一部分接种者不产生应答或应答较低。乙肝疫苗低应答与许多因素相关,如年龄较大、吸烟、营养不良、肥胖、肾功能衰竭或免疫抑制者。成年人接种疫苗后,保护性的乙型肝炎病毒表面抗体阳转率为95%左右,学龄前儿童为96.6%,新生儿为96.2%。但仍会有5%左右的人接种后不出现乙型肝炎病毒表面抗体,也就是说,没有起到预防作用。对于这部分人怎么办?根据目前已经掌握的资料,可能采取以下措施:①有些人抗体产生较晚,被称为应答迟缓。对此可加注1~2针,或者重新接种疫苗,并且适当增加剂量。②可采用0、1、2、12个月的免疫程序。③在接种乙型肝炎疫苗同时,合用小剂量的白细胞介素-2。④卡介苗或牛痘苗能增加对乙型肝炎疫苗的免疫应答,可配合使用。

已有研究结果显示,190名健康的婴儿分别用5 μg、10 μg的疫苗接种,其保护率一致,但10 μg组乙型肝炎表面抗体滴度明显高于5 μg组。无应答和低应答者实际上是迟缓应答而已,通过增加剂量可能会促使抗体的产生,但尚待进一步研究验证。还有研究使用佐剂可增强灵长目动物对重组乙肝疫苗的免疫应答;国外有学者利用重组人粒细胞—巨噬细胞刺激因子与重组乙肝疫苗合用,较单剂量的重组乙肝疫苗明显增强抗体应答且安全耐受性高;最近WHO公布了一种叫SBAS4的新的佐剂系统,具有刺激体液免疫作用并能促进 HBsAg 特异的淋巴组织增生的作用。乙肝病毒 S 区变异和逃逸变异株在无(低)应答者中的一个特殊的问题是出现乙肝病毒变异株,该变异株不能被疫苗诱导的抗 HBs 所中和。由于现在使用的疫苗中未包含病毒变异株的基因,故有必要进行进一步的研究,在未来疫苗的配方中应尽可能包含这类病毒株,提高应答率。重组乙肝疫苗的改建形成一种新的疫苗对无(低)应答者可能有一定作用。

注射乙肝疫苗后不产生抗体的原因有哪些

生活中我们也碰到这样的情况,有的人在接种乙肝疫苗后在血液中未检测到乙型肝炎表面抗体产生,就以为注射的是生理盐水。其实不然,以下几种情况都可能检测不到乙型肝炎表面抗体:①检测方法不精确。因条件限制,有的地方检测方法不先进或不灵敏,检测方法不精确而致结果阴性,实际已产生抗体。②免疫反应太弱。机体对疫苗的免疫反应太弱,只产生微量的抗体,以至用先进的检测方法仍未能发现表面抗体的踪迹。这时可加大乙肝疫苗的剂量(每次 10 μg),每月注射 1 次,共3 次。同时,注射乙肝疫苗合用其他免疫刺激药物(遵医嘱)认为可以提高免疫效果。③已发生隐匿性感染。有少数患者实际上已感染了乙型肝炎病毒,但其乙型肝炎表面抗原(HBsAg)的产量很少,用现有的检测方法查不出来,或者乙型肝炎病毒已经发生变异,与普通试剂不发生反应。已感染了乙型肝炎病毒,但不

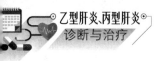

产生免疫反应而机体呈免疫耐受状态,在这种情况下,再注射乙肝疫苗,也不会产生表面抗体。④免疫功能低下、免疫缺陷者有类似情况的人不易产生抗体,如晚期肾病、器官移植后等。这些人免疫不成功,不要大惊小怪,也不要乱用药,定期复查、注意肝功能动态就可以。

乙型肝炎患者和病毒携带者需要接种疫苗吗

乙肝疫苗对乙型肝炎患者及乙型肝炎病毒携带者都无预防效果,无论打多少支乙型肝炎疫苗,都不会产生相应的保护性抗体,只是浪费疫苗和经费而已。对由于以往感染乙型肝炎病毒而现在已经自然获得有效的保护性抗体者,更没有必要再接种疫苗,不过接种后也不会产生不良反应。如果是急性乙型肝炎患者,经积极治疗后完全治愈并康复,检查乙型肝炎病毒"两对半"表面抗原已阴转,只剩下核心抗体为阳性,而保护性的乙型肝炎病毒表面抗体又始终不能自己产生,在这种情况下,可以注射乙肝疫苗,促使表面抗体产生,使自己以后不再得乙型肝炎。

接种乙肝疫苗后为什么还会感染
乙型肝炎病毒

有的人在全程注射完成后,经检查发现表面抗原阳性,便认为是注射疫苗引起了乙型肝炎，其实注射乙肝疫苗是绝对不会引起乙型肝炎的。有两种原因，其一是在注射前未检查乙型肝炎"两对半"；其二是乙型肝炎疫苗产生的抗体对已经进入肝细胞的病毒无效。如果体内病毒处于感染的潜伏期而检查不出来即乙型肝炎"两对半"呈阴性，注射乙肝疫苗前已经感染了乙肝病毒，则注射乙肝疫苗无效。现有的乙肝疫苗是针对正常乙型肝炎病毒的，如果乙型肝炎病毒可以发生变异，即使您注射乙型肝炎疫苗产生了高滴度的抗体，少数人仍有得乙型肝炎的可能。乙肝疫苗接种后能否预防乙型肝炎，取决于乙型肝炎表面抗体阳性以及乙型肝炎表面抗体的滴度。一般认为，血清抗体滴度大于 10 mIU/ml 时才能预防乙型肝炎。因此，在完成全程注射前，抗体未产生或滴度比较低时，仍有感染乙型肝炎的可能。所以说，接种乙肝疫苗后也不是万事大吉，还应定期去医院检查自己的乙型肝炎表面抗体情况，在生活中注意卫生。

乙肝疫苗能和其他疫苗同时接种吗

我国法定传染病目前共有 37 种，分为甲、乙、丙 3 类，已有 20 种以上疫苗（菌苗）可以进行人群接种，预防某些传染病。为保护儿童健康发育、成长，我们国家针对严重威胁小儿身体健康的常见病：麻疹、小儿麻痹、结核、白喉、百日咳、破伤风、乙型肝炎，制成了 5 种疫苗（白喉、百日咳、破伤风 3 种联合为 1 种即"三

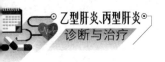

联疫苗"),用来预防 7 种疾病,并且纳入了计划免疫,乙肝疫苗可以和流感疫苗、卡介苗、百白破、脊髓灰质疫苗、流脑疫苗同时接种,接种程序按防疫部门要求做好此项工作,但乙肝疫苗最好不要与麻疹疫苗同时接种,目前推荐 2 种接种方法:先注射麻疹疫苗,在 28 d 后再注射乙肝疫苗;先注射乙肝疫苗,等乙型肝炎表面抗体产生后再注射麻疹疫苗。

甲乙肝联合疫苗一次注射可同时预防甲型、乙型肝炎吗

我国是病毒性肝炎的高发区。在法定报告的传染病中,病毒性肝炎的发病率占首位。全国甲型肝炎人群感染率为80.9%,乙型肝炎表面抗原携带率达 8%～15%,总数超过 1 亿人,因此,防治甲型肝炎和乙型肝炎的任务非常艰巨。甲、乙型肝炎联合疫苗(以下简称"甲乙肝联合疫苗")是由甲型肝炎灭活疫苗和乙型肝炎基因工程重组疫苗制备而成,能够用于预防甲型肝炎和乙型肝炎,其中甲型肝炎组分可达到 20～25 年保护,乙型肝炎组分可达到 15 年以上的保护。应用甲乙肝联合疫苗不仅可以减少接种次数、减轻接种者痛苦,降低费用,而且会增加免疫接种人群的比例,联合疫苗也是当今疫苗的发展方向。临床研究证实,与单价疫苗相比该联合疫苗具有更好的免疫应答、良好的安全性和耐受性,且产生的抗体滴度也较单价疫苗高。总之,联合疫苗具有良好的疫苗性能,是能够快速同时预防甲型和乙型肝炎

的最有效方法。目前葛兰素史克公司(GSK)生产的甲乙型肝炎联合疫苗双福立适已投放市场。

甲乙肝联合疫苗接种对象包括哪些人群,怎样使用

　　儿童型甲乙肝联合疫苗适用于1～15岁无免疫力和有感染甲型肝炎和乙型肝炎危险的婴幼儿和少年,不得用于新生儿母婴阻断接种。成人型甲乙肝联合疫苗适用于无免疫力和有感染甲型肝炎和乙型肝炎危险的成人和16岁以上(包括16岁)青少年。基础免疫:基础免疫标准接种程序为3剂。首剂于选定日期接种1剂疫苗,1个月及6个月后接种第2、3剂疫苗。接种开始后,整个基础免疫接种需使用同一种疫苗。加强免疫:基础免疫后所观察到的抗HBs和抗HAV抗体滴度与接种单价甲型肝炎、乙型肝炎疫苗后所观察到的滴度范围相似。单价疫苗接种的经验可作为联合疫苗加强接种总的指导方针,即多数受试者抗HBs水平可持续5年,抗HAV持续至少10年。因此,可推荐于基础免疫5年后进行联合疫苗的加强接种。高危人群中的抗体水平可以通过定期检查而测定。如抗体滴度低于最低保护水平(10 mIU/ml),则需要加强接种。疫苗只能在上臂三角肌肌内注射,在任何情况下不能静脉注射。

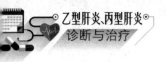

甲乙肝联合疫苗注射接种后
有什么不良反应吗

　　最常见的为注射部位的反应,包括一过性疼痛、发红和肿胀,偶有硬结。全身不良反应包括发热、头疼、疲乏、恶心、呕吐。这些反应均为一过性,很少报告且被受试者考虑为轻度反应。接种本品后,不良反应发生频率与接种单价疫苗后的不良反应发生频率没有区别。

什么是治疗性乙肝疫苗

　　传统的乙肝疫苗仅用于没有感染乙型肝炎病毒的人群,一般只有预防效果。而治疗性乙肝疫苗则能用于已经感染乙肝病毒的人群,其长处正是"教会"人体免疫系统正确识别"敌人",打破机体的免疫耐受状态,产生自身抗体及特异性免疫应答,杀伤甚至清除体内的乙型肝炎病毒。作为乙型肝炎治疗最新进展,治疗性乙肝疫苗是通过对预防性乙肝疫苗进行结构改造或在原疫苗中添加新型佐剂来达到治病目的的。它可弥补和激发机体的某些免疫反应,修补机体对乙型肝炎病毒的免疫缺陷,激发机体并使其产生清除病毒的能力。

何为乙型肝炎免疫球蛋白（HBIG）

乙型肝炎免疫球蛋白（HBIG）系用经乙肝疫苗免疫健康人后，采集的高效价血浆或血清分离提取制备的免疫球蛋白制剂，抗体效价在 100 IU/ML 以上。这种含量的制剂完全可以中和入侵人体的乙肝病毒并将其清除，从而使机体迅速获得被动保护免疫，使新生儿或易感者免受感染。冻干制剂为白色或灰白色疏松体，液体制剂和冻干制剂溶解后，溶液应为接近无色或淡黄色澄明液体，不应有异物、混浊及摇不散的沉淀。

哪些人群需注射乙型肝炎免疫球蛋白

对高危人群注射乙肝免疫球蛋白，有极其重要的作用，它可以清除游离乙型肝炎病毒，预防和防止感染的进一步扩散。主要用于以下 4 个方面：①用于母婴阻断；②用于乙型肝炎预防；③意外感染者；④免疫功能低下者。

乙型肝炎免疫球蛋白在机体内多少时间发挥药效

疫苗属于抗原类注射后使自身产生抗体，需要 15～20 d 的

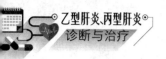

时间,而乙型肝炎免疫球蛋白本身就是抗体,接种到体内就会立即发挥作用。所以,乙型肝炎免疫球蛋白能弥补短期疫苗没产生抗体前的空白期。

怎样使用乙型肝炎免疫球蛋白

HBsAg 阳性母亲的使用:从产前 3 个月起,每月注射 1 针乙型肝炎免疫球蛋白,每次剂量 200～400 IU,注射在上臂外侧三角肌,可阻断乙型肝炎病毒通过胎盘传播。HBsAg 阳性孕妇所生婴儿的使用:国内一般是在新生儿出生 24 h 内注射,剂量 100～200 IU,最好同时注射乙型肝炎疫苗,注射在大腿前外侧。此方法对乙型肝炎母婴传播的阻断效果达 95%。对意外感染者:在意外遇到乙型肝炎病毒感染的危险时,应在 12 h 内(最迟不超过 7 d)注射乙型肝炎免疫球蛋白,按体重注射 8～10 IU/kg,隔月再注射 1 次。同时建议注射乙肝疫苗,其余两针乙肝疫苗可在 1～2 个月接种完毕。成人注射在上臂外侧三角肌。用于乙型肝炎预防:与乙型肝炎患者或 HBsAg 携带者密切接触者一次注射量儿童为 100 IU,成人为 200 IU,必要时可间隔 3～4 周再注射 1 次。

乙型肝炎免疫球蛋白使用有什么不良反应，什么情况下禁忌使用

一般来说，乙型肝炎免疫球蛋白不良反应发生的概率很小，但乙型肝炎免疫球蛋白首先是血制品，不能保证使用的绝对安全，其次可能会导致正在接种的疫苗失效。因为乙型肝炎免疫球蛋白是可以杀死乙型肝炎病毒的抗体，而疫苗作为灭活的抗原物质，一旦它们同时注射到人体，就会使得免疫球蛋白把疫苗的有效成分杀死，使得接种疫苗失效。另外，可能会使得体内的乙型肝炎病毒变异，体内的大部分病毒被免疫球蛋白杀死后，一小部分变异的乙型肝炎病毒存活下来并快速复制，使得患者在病毒水平下降一段时间后出现大幅增加的现象；在人体内可能产生抗原抗体复合物，给治疗带来困难，且对健康有潜在的危险性；特别在肝移植的手术患者身上使用时，有可能会造成人体的排异反应。在以下 2 种情况下禁止使用乙型肝炎免疫球蛋白：①对人免疫球蛋白过敏或有其他严重过敏史者；②有 IgA 抗体的选择性 IgA 缺乏者。

乙型肝炎患者饮食保健原则有哪些

乙型肝炎患者除积极保肝抗病毒治疗外，还应注意休息，避

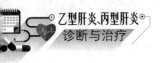

免疫劳,同时配合饮食调养。合理的营养也是一项积极的治疗措施,乙型肝炎患者的饮食应注意以下几点。

1.高蛋白质饮食:一般应高于健康人。由蛋白质提供的热量占全日总热量的 15％,其中优质蛋白质占 50％以上,如奶、蛋、瘦肉、水产品、豆制品等。

2.足量维生素,尤其是维生素 C、维生素 A、维生素 E 的供给要丰富,因为这些维生素具有抗氧化作用,可保护肝细胞。

3.适量的热量:可以节约蛋白质的消耗,增强体力,促进肝细胞的再生与修复;但热量过高会造成体重增加,导致脂肪肝。故每日摄入热量控制在 8 360～10 450 kJ(2 000～2 500 kcal)。

4.适当减少脂肪的供给:要用植物油,禁食动物油脂。

5.选用新鲜无污染的绿色食品,慎用食品添加剂,杜绝食用霉变及各种腐败变质食品。饮食要清淡,易于消化,少量多餐,忌烟酒。

肝病患者不宜多吃的食品有哪些

肝炎患者不宜多食用的是罐头食品、油炸及油煎食物、方便面、味精、甜品及腌熏食品。罐头食物中的防腐剂、食物色素等会加重肝脏代谢及解毒功能的负担。油炸、油煎属高脂肪食物,不易消化和吸收,易导致脂肪肝的发生。反复煎炸的食物油中会有致癌物质,对防止肝炎发展为肝癌是不利的。味精是调味品,肝病患者一次用量较多或经常超量服用,可出现短暂头痛、心慌恶心等症状。各种甜食不宜多吃。糖容易发酵,加重胃肠胀气,易转化为脂肪,加速肝脏对脂肪的贮存,促进脂肪肝的发生。松花蛋含有一定的铅,铅在人体内能取代钙质,经常食用松花蛋会使钙质缺乏和骨质疏松。

补硒对肝脏有好处吗

经常有医生处方硒胶囊给患者,让长期坚持服用,能增强身体抵抗力,那么到底这种学法是否科学呢? 它对慢性乙型肝炎患者有好处吗? 其实硒是人体必需的微量元素,既然是微量元素,就是缺它不行,多了也有害。肝脏是个大"硒"库,人体内含硒量最丰富的器官就是肝。研究表明:肝病患者体内普遍缺硒,并且病情越严重,血液中的硒水平越低。临床证实给甲、乙型肝炎患者补硒能够在相对较短的时间内大大改善食欲不振、两腿酸软、睡眠不良、明显乏力、面容灰暗、视力模糊等症状。硒几乎存在于人体所有免疫细胞中,足量硒对维持免疫系统正常是必需的,硒对免疫功能和吞噬功能均有调节作用。硒可以通过调节人体免疫功能阻止病毒入侵。补硒则能使乙型肝炎患者的抗氧化功能迅速恢复,帮助身体清除有害脂质过氧化物,保护肝脏。不同硒化合物的安全性有区别,安全性较高的有机硒(硒蛋氨酸、硒酵母等)产品已广泛地取代了无机硒(亚硒酸钠)。近40年一直寻求比有机硒安全性更高的硒形式,近年纳米硒的出现解决了硒安全性这一世界难题,其活性超过有机硒,而安全性

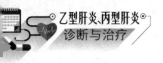
比有机硒进一步提高,是所有硒中最安全的。高效、安全的纳米硒的出现,使高剂量硒防治肝病、抗癌及大剂量干预化疗得以安全实施,硒对疾病的防控效应得到淋漓尽致的发挥。

乙型肝炎患者应怎样科学安排作息

乙型肝炎急性期和慢性肝炎活动期,均应减少体力活动消耗,休息是至关重要的,急性期患者宜采取卧床休息。因为卧床时肝脏的血流量明显高于其他体位,充足的血流利于肝细胞的再生和受损肝细胞的恢复。同时,人体在运动时产生的诸如乳酸等大量代谢产物,需经肝脏代谢,势必加重肝脏负担,不利于疾病恢复。慢性乙型肝炎患者只要肝功能正常或接近正常,且经一段时间观察较稳定,自觉症状不明显,就可以参加体育锻炼,循序渐进地增加活动量。适当的活动可促进人体的新陈代谢,并提高机体的免疫力,更有利于减轻疾病对患者造成的心理压力,利于患者康复。此外,过度的静养,身体容易发胖,可能出现脂肪肝,脂肪肝又影响肝功能的恢复。患者应每天保持 10 h 以上的休息,适当运动,如进行户外散步、日光浴、太极拳等。运动量应逐渐增加,以不疲劳为度。如出现肝区疼痛,容易疲劳,就应该减少运动量,甚至暂停体育运动。也不宜做竞技类体育运动,如快跑、打球、参加体育比赛等,应尽量避免。慢性肝炎患者也不宜做双杠、单杠、举重等运动,因为作这些运动需要屏气用力,会使腹肌过分紧张。

家中如有肝炎患者应如何隔离和消毒

目前,在病毒性肝炎尚无特效治疗方法的情况下,强调对肝炎患者实行隔离,无疑也是一项重要的预防措施。如果家里出现急性病毒性肝炎患者时,应采取积极防范措施。①确定隔离期。急性甲型和戊型肝炎隔离期为发病后 3 周。乙型、丙型和丁型肝炎一般不定隔离期,在发病期或血中有病毒复制标记物存在时都应视为有传染性,必须做好消毒隔离。②制订隔离措施。发现患者最好能及时住院隔离治疗。如无条件住院,在家庭中,患者和健康人应做好生活上的隔离,餐具、茶具、生活用具应严格分开,做到分床、分被褥,毛巾、牙刷、面盆等单用,并且分餐。注意个人卫生,做到饭前便后用肥皂和流动水洗手。③个人防护。目前甲型和乙型肝炎疫苗的预防效果已较为肯定,家庭中的接触密切者应尽早接种疫苗。接种时间不宜迟于接触患者后 7～14 d。④消毒。各种生活用具可采取不同的有效消毒方法,如煮沸消毒可用于患者的餐具、茶具、玩具、耐热的物品和小件布料衣物,100 ℃,1 min 就可使甲、乙两型肝炎病毒失去传染性,煮沸 15～20 min 可杀灭肝炎病毒;如金属、玻璃、陶瓷器、餐茶具、钱及书报可选择蒸气消毒,消毒时间为水沸冒气后 20～30 min;不同浓度洗消液可用于家具、浴池、厕所、便盆、桌面、碗筷、蔬菜水果消毒;用 3％漂白粉澄清液可对居室地面、白墙喷洒,关闭门窗 2 h;对患者呕吐物、分泌物及粪便应用漂白粉消毒后再冲走;污染容器可放在 3％漂白粉澄清液中浸泡 2 h。

第二部分　丙型肝炎

基础篇

丙型肝炎病毒是怎么发现的 ○⊃——

　　1974 年 Golafield 及其研究团队首先报告输血后导致的非甲非乙型肝炎。随着科学技术手段的进步,直至 1989 年英国科学家迈克尔·霍顿(Michael Houghton)和美国医学家哈维·阿尔特(Harvey J. Alter)、查尔斯·赖斯(Charles M. Rice)测出了导致非甲非乙型肝炎病毒的基因序列,并克隆出了这种病毒,命名该病毒为丙型肝炎病毒(HCV)。同年 9 月,东京国际非甲非乙型肝炎会议也正式命名该病毒为丙型肝炎病毒。

谁发现了丙型肝炎病毒 ○⊃——

　　美国病毒学家哈维·阿尔特发现输血导致的慢性肝炎,当时认为是一种未知病毒。后来英国生物化学家迈克尔·霍顿分离并找到了丙型肝炎病毒,美国病毒学家查尔斯·赖斯证明了丙型肝炎病毒单独就能导致肝炎。这些研究者经过一系列研究才共同发现了丙型肝炎病毒(HCV)。因为丙型肝炎病毒的发现揭示了其他慢性肝炎病例的病因,并使血液检测和研发抗病毒

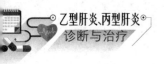

新药成为可能,挽救了数百万人的生命,因此2020年诺贝尔生理学或医学奖授予了科学家哈维·阿尔特、迈克尔·霍顿和查尔斯·赖斯,以表彰他们对人类医学事业的巨大贡献。

丙型肝炎病毒是什么样的病毒

丙型肝炎病毒的病毒体呈球形,直径小于80 nm,为单股正链RNA病毒,在核衣壳外包绕含脂质的囊膜,囊膜上有刺突。由于丙型肝炎病毒基因组在结构和表型特征上与人黄病毒和瘟病毒相类似,将其归为黄病毒科丙型肝炎病毒。其结构中只有1个长的开放阅读框架,可编码1个长度为3 300氨基酸残基的前体多聚蛋白。该前体蛋白被加工处理为病毒的结构蛋白(核心蛋白,被膜蛋白1、2和P7蛋白)以及非结构蛋白(NS2、NS3、NS4A、NS4B、NS5A、NS5B)。病毒的结构蛋白参与组成完整病毒,而非结构蛋白则主要是病毒复制所需要的酶类。

丙型肝炎病毒在机体中是怎样生活的

1. 丙型肝炎病毒依靠自己表面的包膜蛋白能够识别肝细胞表面受体,介导丙型肝炎病毒进入肝细胞内,释放正链RNA;

2. 进入的病毒RNA在病毒本身自带的非结构蛋白NS5B的介导下进行复制;

3. 进入细胞和复制后的病毒 RNA 通过非编码区即核糖体进入序列介导翻译合成多聚蛋白,在经过 NS3/4A 蛋白酶水解成病毒蛋白;

4. 新合成的病毒 RNA 与病毒蛋白装配和成熟释放。

通过这样的一个过程不断重复,丙型肝炎病毒不断复制,肝细胞内病毒数量急剧升高。

丙型肝炎病毒基因型分为几种

由于丙型肝炎病毒 RNA 复制酶低保真性,且在复制过程中缺乏自动校正功能,复制产生的丙型肝炎病毒呈现高度异质性,核酸序列或氨基酸组成具有很大差异。根据核苷酸序列同源程度可将 HCV 分为 6 种,主要基因型各型又分成若干亚型(a、b、c)组成如 1a、1b、2a、2b、3a、3b 等。基因型分布具有明显地域性。丙型肝炎病毒基因 1b 和 2a 型在我国较为常见,其中以 1b 型为最多,约占 56.8%;其次为 2 型和 3 型,基因 4 型和 5 型非常少见,6 型相对较少。在西部和南部地区,基因 1 型比例低于全国平均比例;西部地区基因 2 型和 3 型比例高于全国平均比例;南部(包括中国香港和中国澳门)和西部地区,基因 3 型和 6 型比例高于全国平均比例,特别是在重庆、贵州、四川和云南,基因 3 型比例超过 5%,在基因 3 型中,基因 3b 亚型流行率超过基因 3a 型。但是临床上已经发现大概有 7 种类型肝炎的病毒,从Ⅰ型至Ⅶ型。另外据 2018 年新报告的病例,发现了第Ⅷ型丙型肝

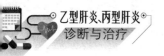

炎的基因分型。所以说随着技术手段的进步和研究者对病毒认识的提高,丙型肝炎病毒将会更清楚地展现在我们眼前。

什么是丙型肝炎病毒感染

目前用于丙型肝炎病毒感染的实验诊断方法主要有两种,检测抗-HCV 抗体和 HCV-RNA 病毒复制。丙型肝炎抗体阳性的原因非常多,除近期新感染丙型肝炎病毒之外,还有可能是由于患者以前得过丙型肝炎,即使已经被治愈,但感染产生的抗体较长时间留在我们血液中;HCV 在体内活跃复制,其标志是血液中 HCV-RNA 阳性,所以只要血液检查 HCV-RNA 阳性,即表明机体内有丙型肝炎病毒感染。

丙型肝炎病毒是怎样损害人体的

丙型肝炎病毒感染的发病机制主要包括免疫介导和直接损伤两种。病毒因素包括病毒的基因型、复制能力、病毒免疫原性等;宿主因素包括人体的先天性免疫反应、体液免疫和细胞免疫反应等。另外饮酒、免疫抑制剂的使用等因素也会使人体免疫防御能力下降。自然杀伤细胞在人体内起到如同"警察部队"的作用,它能够识别出被病毒感染的细胞,然后将它们杀死。然而丙型肝炎病毒在体内导致的免疫反应的分子产物能够抑制免疫系统内自然杀伤细胞的活性,从而使人体对病毒"防线失守"。

什么是急性丙型肝炎

急性丙型肝炎是指病毒感染病程往往具自限性,常在 6 个月之内恢复。只有少部分急性丙型肝炎患者痊愈后体内的病毒会完全清除,但仍有部分患者会继续携带丙型肝炎病毒。其实在不进行抗病毒前提下,仅有 15% 的患者能够自发清除丙型肝炎病毒达到痊愈状态。

急性丙型肝炎病毒感染后转为慢性的可能性为 85%～90%。多数为急性无黄疸型肝炎,ALT 升高为主,少数为急性黄疸型肝炎,黄疸为轻度或中度升高,可出现恶心、食欲下降、全身无力、尿黄、眼黄等表现,单纯丙型肝炎病毒感染极少引起肝功能衰竭。

什么是慢性丙型肝炎

发现抗-HCV 阳性状态超过 6 个月,而其检测 HCV-RNA 为阳性者,可诊断为慢性丙型肝炎。感染丙型肝炎病毒后症状较轻,表现为肝炎常见症状,如容易疲劳、食欲欠佳、腹胀等,部分患者也可以无任何自觉症状。化验谷丙转氨酶呈现反复波动,HCV-RNA 持续阳性。有 1/3 的慢性丙型肝炎病毒感染者

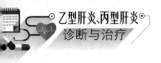
肝功能一直正常,抗 HCV 和 HCV-RNA 持续阳性,但肝活检仍可见慢性肝炎表现,甚至可发现肝硬化。

什么是丙型肝炎肝硬化

感染丙型肝炎病毒病程达 20～30 年的患者,有 10%～20%可发展为肝硬化,其中 1%～5%的患者会发生肝细胞癌。肝硬化的初期阶段不会有什么明显的临床症状,以致治疗上错过了治疗时机。肝硬化一旦到达中晚期,会出现失代偿情况如黄疸、腹水、静脉曲张破裂出血、肝性脑病等,即使积极治疗,患者生存率也会急剧下降。

什么样的人患急性丙型肝炎后更易发生体内自动病毒清除

众所周知,无症状急性丙型肝炎病毒感染患者不太可能出现体内自发病毒清除,但出现典型的急性肝炎临床症状者,尽管有 20%～40%的急性丙型肝炎病毒感染者可发生自发性病毒清除,但医学对清除的时间进程和预测因素仍然知之甚少。目前研究显示,急性典型临床表现、IFNL3(旧称为 IL28B)基因多态性、女性、ALT 水平高、HCV-RNA 载量迅速下降、血清干扰素诱导蛋白 10 浓度高,具有这些特征者更可能发生体内病毒清除。

丙型肝炎在全球发病情况如何

丙型肝炎呈全球性流行态势,据世界卫生组织(WHO)统计,全球丙型肝炎病毒感染率约为 3%,据此估算,全球约有 1.8 亿人感染了丙型肝炎病毒,每年新发丙型肝炎病例约 3.5 万例,估计全球有 7 100 万丙型肝炎患者,每年约有 40 万人死于感染引起的肝硬化或原发性肝细胞癌。丙型肝炎病毒的感染率在不同国家、地区之间存在较大差异。世界范围内以埃及的流行率最高,达到 17%～26%,中东地区次之,流行率 1%～12%,非洲西部地区位列第三,流行率 2.5%～4.9%,而美国、欧洲大部分国家以及东南亚地区的流行率均低于 2.5%,其中英国和北欧国家(包括挪威、瑞典、丹麦)的流行率最低,在 0.01%～0.1%。全球 80% 的丙型肝炎病毒感染发生在 31 个国家,其中 6 个国家(中国、巴基斯坦、尼日利亚、埃及、印度和俄罗斯)占所有感染病例的 50% 以上,呈现相对集聚性特点。

我国丙型肝炎有什么流行特征

我国丙型肝炎流行率在全球范围内属于低流行地区。据卫生部公布的数据,近年来我国丙型肝炎病毒感染报告病例数呈逐年上升的趋势,2006～2009 年分别为 70 681 例、92 378 例、

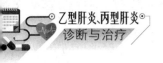

108 446 例和 131 849 例,其中 2009 年丙型肝炎病毒感染率比上年增加 20.98%。2006 年,我国结合全国乙型病毒性肝炎血清流行病学调查,对剩余的血清标本检测了抗-HCV 抗体,结果显示 1~59 岁人群抗-HCV 阳性率为 0.43%,由此推算,我国一般人群丙型肝炎病毒感染者约 560 万,如加上高危人群和高发地区的丙型肝炎病毒感染者,共计约 1 000 万例。全国各地抗-HCV 阳性率有一定差异,以长江为界,北方(0.53%)高于南方(0.29%)。

哪些人群是丙型肝炎病毒感染的高发人群

1. 输血和血液制品人群、静脉吸毒者。输血人群可通过输入被病毒污染的血和血制品感染丙型肝炎病毒;静脉吸毒者通过共用不洁注射器而造成丙型肝炎病毒感染。

2. 丙型肝炎患者生活中的密切接触者。家庭成员间,如夫妻之间,子女、父母之间存在丙型肝炎病毒传染的可能。

3. 母婴传播。大量研究表明丙型肝炎病毒的母婴传播是存在的,病毒可能在宫内感染及分娩时传播,也可能在产后通过哺乳及其他密切接触等传给孩子。

4. 性传播。研究显示同性性行为者人群抗-HCV 血清阳性率约为 0.84%,尤其是艾滋病毒感染者有 12%~60% 同时感染了丙型肝炎病毒。通过这一途径感染的人数近年有明显上升趋势,值得重视。

5. 接受脏器移植者。可通过血清抗-HCV 阳性的器官移植供体、骨髓或术中大量输血造成感染。

6. 其他高危人群。在消毒不严格的条件下,进行过牙科手术、肌肉或经脉注射、针灸、耳朵打孔、文身美容、修脚等,以及有过意外刺伤史的医护、警务人员等,易感染丙肝病毒。

丙型肝炎自然史是怎样的

丙型肝炎是一种病毒性感染性疾病,但也有一定自限性。大部分患者在感染的急性期无明显症状,有症状者的占比不到25%,伴有高水平的病毒血症和 ALT 升高。丙型肝炎病毒急性感染后 HCV-RNA 早于抗-HC 出现于血液中,HCV-RNA 最早可于暴露后 2 周检出,HCV 核心抗原可在 HCV-RNA 出现后1~2 天检出,丙型肝炎抗体在感染后 12 周内出现,也就是说,在 HCV 感染发生后,有约 8~12 周的时间,仅能检出 HCV-RNA。75%~80%的丙型肝炎病毒感染者会进展为慢性感染,慢性丙型肝炎病毒感染再进一步发展为肝硬化,失代偿期的年发生率为 2%~5%。如果丙型肝炎病毒暴露后 12 周,在患者血液中能检测到 HCV-RNA 可预测丙型肝炎的慢性化,并提示需要进行治疗以防止在高危人群中继续传播。约 10%～20%的慢性HCV 感染者会在 20~30 年内出现并发症,其中包括失代偿期肝硬化和肝细胞癌。当然出现并发症的机会与一些因素密切相关,如感染时年龄较大、男性、肥胖、大量饮酒、合并 HIV 感染、长

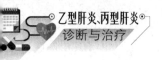
期免疫抑制的使用等。

丙型肝炎患者有哪些肝外表现

　　丙型肝炎病毒感染不单只是伤害肝脏,它还可以引起很多肝脏以外的疾病。多达 75% 的慢性丙型肝炎患者可出现肝外表现,因为病毒可以通过免疫损害或炎症伤害其他器官。目前已经有报道的肝外表现至少有 36 种,肝外并发症包括:混合性冷球蛋白血症血管炎、动脉粥样硬化、慢性肾病、2 型糖尿病、淋巴瘤、皮肤疾病(迟发性皮肤卟啉症和扁平苔藓)、甲状腺疾病(桥本甲状腺炎和 Graves 病)、眼病(如干燥综合征)、溃疡性结肠炎、类风湿性关节炎等。

诊疗篇

哪些人群需要进行抗丙肝病毒治疗

随着抗丙型肝炎病毒特效药的出现,现在的《丙型肝炎防治指南》明确建议:所有 HCV-RNA 阳性的患者,只要有治疗意愿,均应接受抗病毒治疗。

丙型肝炎患者进行抗病毒治疗前
需做哪些检查评估

丙型肝炎患者进行抗病毒治疗前,要进行充分的评估,评估内容包括:肝脏疾病的严重程度,如肝功能、血常规、凝血常规肾功能、HCV-RNA 定量检测、HCV 基因型、乙肝两对半。因为丙型肝炎患者有部分人合并感染乙肝病毒,在治疗丙型肝炎过程中也有可能激活乙肝病毒,所以也要考虑此方面的风险。虽然目前有泛基因型抗丙型肝炎病毒药物,但确定丙型肝炎病毒基因型有助于了解病程的转归。

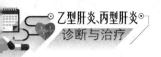
目前检查体内丙型肝炎病毒的手段有哪些

1. 抗-HCV 即丙型肝炎抗体是目前筛选丙型病毒性肝炎的主要指标。但因感染后抗-HCV 出现较慢,一般在发病后 2～6 个月,甚至 1 年血液中才出现抗体,故不能作为早期诊断的方法。而且一次阴性,也不能直接排除丙型肝炎感染。

2. HCV-RNA 核酸检测。HCV-RNA 阳性是 HCV 感染的直接证据。目前用聚合酶链式反应(PCR)方法可以直接检测血中的 HCV-RNA,可用于 HCV 感染的早期诊断。因其较丙型肝炎抗体出现早,故是丙型肝炎病原学诊断和判断传染性的一项有用的指标。

如果使用 HCV 抗体检测容易造成丙型肝炎感染的漏检;另外,HCV 抗体检测不能区分现症感染与既往感染。HCV 核心抗原检测适用于丙型肝炎"窗口期"感染者及免疫功能缺陷的 HCV 感染者,可区分现症感染与既往感染。我国《丙型肝炎防治指南》指出,HCV 核心抗原是 HCV 复制的标志物,在缺乏 HCV-RNA 检测条件时,它可替代 HCV-RNA 用于诊断急性或慢性丙型肝炎病毒感染。

直接抗病毒药物(DAA)是一种什么药

国外科研工作者们在研究丙型肝炎病毒复制的生命周期中

发现,针对丙型肝炎病毒复制周期中病毒蛋白靶向特异性治疗有许多小分子化合物,这些小分子药物可以直接作用于丙型肝炎病毒复制过程中的"非结构蛋白",抑制丙型肝炎病毒复制,达到清除丙型肝炎病毒的目的。所以研究人员把它们称作直接抗病毒药物,根据其英文"Direct-acting Antiviral Agents"的首字母,通常将其缩写为"DAA"或复数形式"DAAs"。直接抗病毒药物的靶点是 HCV 的 RNA 序列编码的非结构蛋白,包括非结构蛋白(NS)3/4A 蛋白酶抑制剂、NS5A 抑制剂和 NS5B 聚合酶抑制剂等。DAA 通过抑制 HCV 生命周期中的这些重要病毒蛋白,从不同阶段阻断 HCV 肝内复制进而发挥抗病毒疗效。2011 年,特拉匹韦(Telaprevir)等首批直接抗丙型肝炎病毒药物经美国食品和药物管理局(FDA)批准上市。

直接抗病毒药物(DAA)是如何清除丙型肝炎病毒的

丙型肝炎病毒复制过程中的非结构蛋白 NS3/4A、NS5B 和 NS5A 是目前直接抗病毒药物(DAA)的主要作用靶位。NS3/4A 丝氨酸蛋白酶参与对 HCV 病毒多肽链的多位点的裂解和剪切,NS5B 在 HCV 复制过程中编码 RNA 聚合酶,NS5A 复制复合体蛋白在病毒复制和装配过程中起重要作用。

1. NS3/4A 丝氨酸蛋白酶抑制剂。它通过与 NS3/4A 蛋白酶活性中心发生可逆共价或非共价结合,竞争性地抑制酶活性,在翻

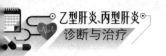

译后水平上干扰 HCV 复制,因此能迅速降低 HCV-RNA 水平。代表药物特拉匹韦(Telaprevir)和波普瑞韦(Boceprevir)是 2011 年 5 月在美国上市的第一代 DAA 小分子药物。

2. NS5B 聚合酶抑制剂。即 RNA 依赖的 RNA 聚合酶,负责催化 HCV-RNA 链的合成,形成新的 HCV,根据其结构不同分为核苷类和非核苷类聚合酶抑制剂两大类,这两类药物作用机制不同,可以联合应用。核苷类聚合酶抑制剂(NPI)是经过糖基化或者碱基化修饰的核苷类似物,通过模拟酶的天然底物,竞争作用于 NS5B 的催化活性位点,插入到新合成的核苷酸链中,使链的延伸终止,从而阻断 HCV 的生命周期。NS5B 核苷酸聚合酶抑制剂的优势在于,在各个基因型的 HCV 中,RNA 聚合酶的序列高度保守,因此 NS5B 核苷酸聚合酶抑制剂适用于所有基因型的 HCV 感染,属于广谱抗 HCV 药物。代表药物索非布韦(Sofosbuvir)由吉利德(Gilead)公司研发,于 2013 年 12 月 6 日获美国食品和药物管理局(FDA)批准上市。

3. NS5A 抑制剂。非结构蛋白 5A(NS5A)实际上没有酶的活性,这一点不像 HCV 基因组中的许多其他蛋白质,但这并不意味着 NS5A 没有用,因为它干扰 HCV 病毒基因组的复制和子代病毒组装过程,NS5A 被称为 HCV 生命周期的主调节器。NS5A 蛋白抑制剂可以抑制 NS5A 的高度磷酸化,或改变 NS5A 的亚细胞定位。NS5A 复制复合物蛋白抑制剂是目前已知抗病毒活性最强的小分子抑制剂,对 HCV 各个基因型均有较好的抗病毒效果。代表药物达拉他韦(Daclatasvir),商品名为百立泽(Daklinza)。

目前治疗丙型肝炎的药物有哪些

丙型肝炎治疗最主要的是抗病毒治疗即病因治疗。既往丙型肝炎患者的主要治疗方案是 PR 方案(干扰素联合利巴韦林),有效率为 60％左右。但由于干扰素不良反应较多,整个疗程需要 48 周的时间,导致患者的依从性和耐受性较差,目前已经逐渐退出历史舞台。而随着新药直接抗病毒药物(DAA)的研发成功,它能够清除体内丙型肝炎病毒,这就开创了丙型肝炎治疗的新篇章。

目前有哪些直接抗病毒药物(DAA)治疗方案

主要有泛基因型 DAA 方案、基因型特异性 DAA 方案及 DAA 联合 PR(干扰素＋利巴韦林)方案三种。慢性丙型肝炎病毒感染者的抗病毒治疗已经进入直接抗病毒药物的泛基因型时代,优先推荐无干扰素的泛基因型方案。DAA 方案包括泛基因型的索磷布韦、索磷布韦/维帕他韦、索磷布韦/维帕他韦/伏西瑞韦以及格卡瑞韦哌仑他韦四种,和针对特异基因型的来迪派韦索磷布韦、奥比帕利、达塞布韦和艾尔巴韦格拉瑞韦四种。

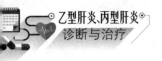

泛基因型直接抗病毒药物(DAA)方案有哪几种,适用人群包括哪些

如何实现世界卫生组织"在 2030 年前消除病毒性肝炎作为公共卫生威胁"的目标,2018 年世界卫生组织《慢性丙肝管理和治疗指南》建议简化服务实施模式。泛基因型 DAA 治疗方案简化了丙型肝炎诊治流程,更适合我国基层医务人员,便于开展相应的医疗工作。对于泛基因型 DAA 方案,指南共推荐了以下四种。

1. 索磷布韦/维帕他韦:用于治疗基因 1—6 型初治或者聚乙二醇干扰素联合利巴韦林(PR)经治患者。

2. 格卡瑞韦/哌仑他韦:治疗基因 1—6 型患者。该方案禁用于肝功能失代偿或既往曾有肝功能失代偿史的患者。

3. 索磷布韦/达拉他韦:索磷布韦 400 mg(1 片)联合达拉他韦 100 mg(1 片),1 次/d,疗程 12 周。肝硬化患者加用利巴韦林,对于利巴韦林禁忌的肝硬化患者,需将疗程延长至 24 周。

4. 索磷布韦/维帕他韦/伏西瑞韦:主要用于 DAA 治疗失败或者基因 3 型、初治或 PRS 经治肝硬化患者,PRS 是指既往经过规范的聚乙二醇干扰素 α 联合利巴韦林(RBV)抗病毒治疗。

我们所熟知的"吉一代""吉二代""吉三代""吉四代"是什么

2013 年,首个覆盖慢性丙型肝炎 1、2、3、4、5 和 6 型基因型的口服抗病毒药物索磷布韦[商品名:索华迪(Sovaldi)]正式在我国上市,开创了无干扰素治疗慢丙型肝炎的先河,这就是我们中国人所说的"吉一代"丙型肝炎治疗药物;2014 年 10 月,雷迪帕韦/索磷布韦[商品名:夏帆宁(Harvoni)]获美国食品和药物管理局(FDA)批准上市,在中国被称为"吉二代";2016 年 6 月,第三代丙型肝炎治疗药物索磷布韦/维帕他韦[商品名:丙通沙(Epclusa)]获 FDA 批准上市,在中国被称为"吉三代";2017 年 7 月,"吉四代"索磷布韦/维帕他韦/伏西瑞韦[商品名:沃士韦(vosevi)]获批上市,目前该药在中国已被受理还未上市。"吉一代""吉二代"对于患者丙型肝炎病毒基因分型要求较高,针对性较强,因此这也就促成了"吉三代"药物的诞生,在没有做基因分型的情况下,选择"吉三代"是合适的。"吉四代"可以为未能被其他丙型肝炎药物成功治疗的患者提供治疗选择,也能治疗所有基因型,也就是说它只用于 4% 复发及治疗失败丙型肝炎患者。因为"吉四代"可能会产生严重的不良反应如重新激活乙型肝炎病毒反应,从而可能导致严重的肝脏问题,所以选择"吉四代"药物治疗丙型肝炎是有前提条件的,需慎重考虑。

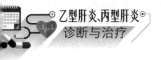

直接抗病毒药物(DAA)作为一种新药与现有的 PR 方案相比有哪些优点

DAA 与现有的 PR 方案相比具有以下 4 个优点。

1. *疗效好*　以治疗基因 1 型丙型肝炎病毒感染为例,DAA 丙型肝炎口服治愈率普遍在 90% 以上;

2. *不良反应少*　DAA 药物的不良反应相对较少,患者容易耐受;

3. *治疗周期短*　丙型肝炎感染患者接受 DAA 治疗方案时,基本疗程为 12—24 周;

4. *口服使用方便*　DAA 药物均为口服,使用更方便。

我国有自主研发的直接抗病毒药物(DAA)吗

我国有制药企业发布,其丙型肝炎创新药拉维达韦作为未来泛基因型直接抗病毒药物(DAA)被世界卫生组织(WHO)纳入 2018 年 7 月最新版的《慢性丙肝管理和治疗指南》,这是我国首个被 WHO 纳入指南的自主研发药品。拉维达韦是我国自主研发的新一代泛基因 NS5A 抑制剂。国内首个本土原研丙型肝炎一类新药达诺瑞韦钠片(商品名戈诺卫)获国家药品监督管理局批准上市,目前已开发了戈诺卫(丹诺瑞韦)和瑞维达韦等两个DAA,这打破了国内丙型肝炎药物市场被跨国药企垄断的局面。在一年多的时间内,国内已有5个制药企业的6款丙型肝炎药物获批上市,可见中国制药企业的创新能力也是有了长足的进步。

丙型肝炎抗病毒治疗的适应证有哪些

原则上所有体内能检测到 HCV-RNA 阳性的患者,只要本人愿意都可以抗病毒治疗。其实不论是否有肝硬化,或合并慢性肾脏疾病或者肝外表现,均应接受抗病毒治疗。在医疗资源有限的地区,应在考虑患者意愿、病情及药物可及性的基础上,优先让这部分患者尽可能得到治疗。如有进展期肝纤维或肝硬化,显著肝外表现如 HVC 相关混合冷球蛋白血症血管炎、HCV免疫复合物相关肾病、非霍奇金 B 细胞淋巴瘤等,肝移植后HCV 复发,合并加速肝病进展的疾病(干细胞移植术后、HBV/HCV 共感染、HIV/HCV 共感染、糖尿病等),传播 HCV 高风险的患者(静脉吸毒者、同性恋群体、有生育愿望的育龄期女性、血液透析患者等),这些高风险人群患者必须立即进行治疗。

怎样治疗急性丙型肝炎

急性丙型肝炎患者的慢性化率高达 55%～85%,即使是急

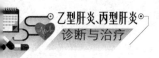

性丙型肝炎患者,我们也应积极处理。但针对急性发病患者何时开始抗病毒治疗,目前观点稍有不一。部分学者认为,若伴有ALT升高,无论有无其他临床症状,均建议抗HCV治疗;也有学者建议在急性期尤其是没有肝衰倾向的患者,每4周复查1次HCV-RNA,对持续12周HCV-RNA阳性患者才考虑抗病毒治疗。目前急性丙型肝炎患者可以使用DAA药物治疗,达到完全清除病毒,不再慢性化,所以多数观点认为应积极抗病毒治疗。

转氨酶正常的丙型肝炎病毒感染者需要抗病毒治疗吗

《丙型肝炎防治指南》中特别强调即使丙型肝炎病毒感染者的转氨酶正常,也应积极进行抗病毒治疗,因为即使转氨酶正常,肝组织也可能存在炎症,从而存在慢慢发展成为肝硬化和肝细胞癌的可能。

慢性丙型肝炎治疗目前有统一的规定吗

为了规范临床医务工作者对丙型肝炎的抗病毒治疗,实现世界卫生组织提出的"在2030年前消除病毒性肝炎作为公共卫生威胁"目标,中华医学会肝病学分会和感染病学分会于2019年组织国内有关专家,以国内外丙型肝炎病毒感染的基础、临床和预防研究进展为依据,结合现阶段我国的实际情况,更新形成了《丙型肝炎防治指南》(2019 年版),为丙型肝炎的预防、诊断和治疗提供重要依据。我们医务工作者在遵循指南基础上,可以个体化方案,达到更加精准的治疗。

为什么说慢性丙型肝炎的直接抗病毒治疗药物进入泛基因型时代

随着科技的进步,目前新近应用的直接抗病毒药物(DAA)病毒学治愈率近 100％且安全性良好,丙型肝炎病毒感染者的抗病毒治疗已经进入 DAAs 药物的泛基因型时代,不用再联合聚乙二醇干扰素 α,一般情况下也可以不用联合利巴韦林。泛基因型方案的优点不仅仅在于对几乎所有已知的基因型和基因亚型、多个不同临床特点的人群持续病毒应答率较高,同时还具有方案统一、药物相互作用较少的优点。泛基因型方案的应用可以减少治疗前的检测和治疗中的监测,也更加方便了基层医务人员对慢性丙型肝炎患者实施治疗和管理。

治疗慢性丙型肝炎的泛基因型方案有哪些药物

我国慢性丙型肝炎的基因型分布呈多样性,除基因 1、2、3、6 型外,还包括混合型、基因型、无法确定型等类型。既往慢丙型

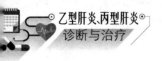
肝炎的治疗需根据 HCV 基因型选择相应的治疗方案。而随着索磷布韦/维帕他韦的上市,我国慢丙型肝炎的治疗已进入泛基因型时代。泛基因型方案目前分 4 种,使用不同的抗病毒药物。具体药物有:①索磷布韦/维帕他韦;②格卡瑞韦/哌仑他韦;③索磷布韦联合达拉他韦;④索磷布韦/维帕他韦/伏西瑞韦。

丙型肝炎肝硬化失代偿期患者治疗方案

失代偿期肝硬化患者可以选择来迪派韦/索磷布韦(基因 1、4、5、6 型)、索磷布韦/维帕他韦(泛基因型)、索磷布韦联合达拉他韦(泛基因型)治疗 12 周。但如果患者病情加重,MELD 评分≥ 18~20 分,则应首先考虑进行肝移植,移植后再进行抗丙型肝炎病毒治疗,以免错失移植机会。

丙型肝炎病毒感染合并严重肾病的患者能否进行抗病毒治疗

原则上所有合并 HCV 感染的慢性肾病患者,均应立即接受抗病毒治疗。对于 HCV 感染合并慢性肾病 4—5 期(估算肾小球滤过率 eGFR<30)和透析患者,一线治疗推荐艾尔巴韦/格拉瑞韦、格卡瑞韦/哌仑他韦、索磷布韦/维帕他韦(泛基因型,不需要调整剂量)。

儿童和青少年丙型肝炎病毒感染者可以进行抗病毒治疗吗

据估计,全球 15 岁以下的儿童丙型肝炎感染者有 1 100 万～1 300 万人,其中 500 万为存在病毒复制的感染者,儿童感染丙型肝炎病毒自发性清除率随着感染年龄的增长而减少,如母婴传播感染的儿童 2～3 岁后丙型肝炎病毒自发性清除率为 25%～40%,而 7 岁以下儿童感染者丙型肝炎病毒自发性清除率只有 6%～12%。鉴于既往治疗经验不够,直接抗病毒药治疗 18 岁以下患者的安全性和有效性数据较少,所以,药品说明书中均不推荐 18 岁以下群体使用。但是,2015 年以来,逐渐有一些直接抗病毒药治疗儿童丙型肝炎的报道,随着临床循证资料的积累,我国最新版的《丙型肝炎防治指南》中指出,12 岁及以上青少年丙型肝炎病毒感染者进行抗病毒治疗是安全有效的,剂量按照体重超过 35 kg 或者 45 kg,分别使用索磷布韦/来迪派韦 (1、4、5、6 型)和索磷布韦联合 RBV 治疗(2 型和 3 型),或者格卡瑞韦/哌仑他韦(1～6 型)进行治疗。12 岁以下的儿童可以延缓抗病毒治疗,而且不建议用干扰素治疗。近年来,儿童丙型肝炎治疗的概念出现一个颠覆性改变,治疗时间再也不用延迟到一定年龄。2020 年已批准三种直接抗病毒药物用于 3 岁以上的儿童治疗,效果良好,也证实是安全的,这将大大改善儿童丙型肝炎的预后。

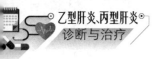

直接抗病毒药物(DAAs)经治的失代偿期肝硬化或失代偿病史患者后续要怎样治疗

DAAs 经治的失代偿期肝硬化或失代偿病史患者,禁用蛋白酶抑制剂,应再次予索磷布韦/维帕他韦,同时加用 RBV 治疗 24 周。

抗丙型肝炎病毒治疗前和治疗过程中需怎样监测

随着新的直接抗病毒药物(DAAs)药物不断涌现,临床应用持续病毒应答率高,不良事件发生率低,因此治疗前和治疗过程中的监测就可以简化。建议基线、治疗 4 周、治疗结束时、治疗结束后 12 周,共 4 个时间点检查肝、肾功能及 HCV-RNA 水平。如果存在进展期肝纤维化或肝硬化基础的患者,每 3～6 个月复查一次腹部超声和甲胎蛋白水平,以早期发现癌变。

有生育计划的女性可以进行抗丙型肝炎病毒治疗吗

如果还没有发现怀孕且准备怀孕的女性,HCV-RNA 是阳性的,建议孕前先进行抗病毒治疗。目前丙型肝炎抗病毒治疗的效果非常好,根治率可以达 95%～99%,RNA 转阴后再考虑怀孕不迟；如果在怀孕期间发现有丙型肝炎病毒，孕期则不建议立即启动抗病毒治疗，可在分娩哺乳期结束后给予抗病毒治疗。因为丙型肝炎病毒传染孩子的概率在7％之内，是比较低的，与患者及家属商议后可以继续怀孕。

抗丙型肝炎病毒治疗疗程需多长

所有HCV-RNA阳性的患者均应接受抗病毒治疗。抗病毒治疗终点为治疗结束后12或24周，采用敏感检测方法(检测下限 ≤15 IU/ml)检测血清或血浆，HCV-RNA检测不到。依据基因分型不同，肝病严重程度不同，合并疾病不同，一般是12周的疗程，也有延长至16周或24周的治疗方案。

抗丙型肝炎病毒治疗前需检测肾功能吗

随着口服直接抗病毒药物的陆续面世，给肾脏损害的丙型肝炎患者治疗带来了福音，但是有些直接抗病毒药物是通过肾脏代谢，对肾脏功能可能产生影响，所以治疗前需评估肾功能肾小球滤过率(e GFR)，e GFR低于30的肾功能不全患者应尽量避免应用包含索磷布韦的治疗组合，对于失代偿期肝硬化兼肾功能严重损伤患者，也应谨慎使用含索磷布韦组合治疗方案。即使肾功能正常的患者在使用含索磷布韦方案治疗期间也要

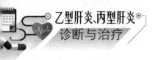

2 周检测一次肾功能，如出现药物性导致肾脏异常严重受损的情况，需要立即停药。

采用泛基因型方案需要检测丙型肝炎病毒基因型吗

采用泛基因型 DAAs 方案的感染者，且当地基因 3b 型流行率低于 5% 的情况下，可以不检测基因型。如采用基因型特异性 DAAs 方案的感染者，需要先检测基因型。在基因 3b 亚型流行率超过 5% 的地区，也需要检测基因型，并且基因分型的检测方法需要能检测出基因 3b 亚型。

丙型肝炎患者口服直接抗病毒药物治疗前为什么需要检测乙肝指标

近年，全口服直接抗病毒药物(DAA)为丙型肝炎的治疗提供了短期、低不良反应的治愈可能，但 HBsAg 阳性的慢性丙型肝炎患者接受全口服 DAAs 治疗后出现乙肝再激活的案例也有报道，严重程度从不伴肝炎的 HBV 再激活到需要肝移植的暴发性肝衰竭不等。所以丙型肝炎患者进行抗病毒治疗前，需评估肝脏疾病的严重程度、肾脏功能、乙肝两对半、HBV-DNA。另一方面，在德国的意向较大样本研究中，提示乙肝再激活在 HBsAg

阴性、抗-HBc阳性的人群中罕见。

泛基因型药物索磷布韦/维帕他韦（丙通沙）的用法和疗程是怎样的

索磷布韦/维帕他韦（丙通沙）我们也称它为"吉三代"，是我国首个审批通过的泛基因型抗丙型肝炎病毒药物，并于2019年正式进入医保药品目录。索磷布韦/维帕他韦服用简单、方便，每天早晨或晚上九点口服一片，饭前或饭后一小时，固定服药期间，保证每天服用，不能漏服或自行停药，一般疗程是12周，治疗过程中也无须频繁监测肝功能，所以患者的治疗依从性会比较好。固定12周方案对基因1、2、6型丙型肝炎患者治愈率达100%，适用于无肝硬化、代偿期肝硬化、失代偿肝硬化患者，失代偿期肝硬化患者需联合利巴韦林，基因3型代偿期肝硬化患者可能需要考虑联合利巴韦林。"吉三代"肾脏安全性较好，已经获批准用于任何程度的肾功能损害丙型肝炎患者。

泛基因型药物格卡瑞韦/哌仑他韦（艾诺全）的用法和疗程是怎样的

艾伯维公司研发的格卡瑞韦/哌仑他韦（艾诺全）于2019年5月获得国家药品监督管理局（NMPA）批准。格卡瑞韦/哌仑他

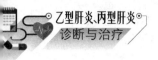
韦方案是由新一代 NS3/4A 蛋白酶抑制剂格卡瑞韦和 NS5A 抑制剂哌仑他韦组成,二者均为泛基因型、高病毒抑制活性、高耐药屏障的 DAA,二者联合后拥有更为突出的强效病毒抑制力和快速降病毒特点。在丙型肝炎治疗的泛基因型时代,这是中国首个 8 周泛基因型 DAA 方案。该方案是目前泛基因型方案中唯一可实现初治、无肝硬化患者 8 周短疗程治愈的方案,且服用简单方便,每日口服一次,一次 1 片,病毒学治愈率高达 99% 以上,给临床患者和医生带来了更多获益。它可用于治疗基因 1、2、3、4、5、6 型慢性丙型肝炎病毒感染的无肝硬化或代偿期肝硬化成人患者。但基因 3 型代偿期肝硬化患者疗程需 12 周。值得一提的是,格卡瑞韦/哌仑他韦方案用于慢性肾病(CKD)患者时有很好的安全性,无须调整用药剂量。一项长期随访研究也证实,100% 接受格卡瑞韦/哌仑他韦方案治疗的患者在停药后长达 3 年的随访中未出现病毒学复发。

12 岁以下丙型肝炎病毒感染者能进行抗病毒治疗吗

丙型肝炎在成人中已经不再是个难题,但是对于儿童感染者的治疗药物及方案报道不多,出现这种现象主要有两个原因:一是丙型肝炎疾病进展比较慢且临床症状不明显,儿童丙型肝炎发生到严重肝病极少;二是儿童处于生长发育的重要阶段,长期使用抗病毒治疗药物是否会对身体发育造成不良影响,还未证实。12 岁以下儿童,目前尚无推荐的 DAAs 治疗方案。年龄小于 12 岁的丙型肝炎病毒感染者建议推迟治疗,直至患者到 12 岁或等到 DAAs 批准用于小于 12 岁的患者的时候。

12 岁以上丙型肝炎病毒感染者能进行抗病毒治疗吗,具体治疗方案是怎样的

对于 12 岁及以上的青少年,我国最新版的《丙型肝炎防治指南》推荐有以下几种基因型特异性方案和泛基因型方案。12 岁及以上或者体重超过 35 kg 青少年的基因型特异性方案包括:来迪派韦/索磷布韦(基因 1、4、5、6 型)、索磷布韦联合利巴韦林(基因 2、3 型);12 岁及以上或者体重超过 45 kg 青少年的泛基因型方案包括:格卡瑞韦/哌仑他韦(基因 1—6 型)。但随着临床实践不断探索,已有证据表明,治疗时间不用延迟,2020 年已批准三种 DAA 用于 3 岁以上的儿童治疗。

肝硬化失代偿患者直接抗病毒药物治疗期间有风险吗

肝硬化失代偿患者直接抗病毒药物(DAAs)治疗期间不良事件发生风险极高,因此,应在有丙型肝炎病毒治疗经验的医疗中心进行治疗,抗丙型肝炎病毒治疗期间需进行严密的监测,如

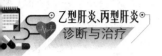
果发生严重肝功能失代偿应停止治疗。失代偿期肝硬化患者DAAs 治疗的疗效低于无肝硬化及代偿期肝硬化患者,持续病毒应答率约为 94%,治疗结束后也要继续随访及评估。

失代偿期肝硬化患者应选择怎样的治疗方案

当丙型肝炎肝硬化已发展至失代偿期,其抗病毒复杂性会显著增加。失代偿期肝硬化患者,如无影响其生存时间的其他严重并发症,应即刻开始抗病毒治疗。伴有肝功能失代偿或既往曾有肝功能失代偿病史或 child-pugh 评分 7 分及以上的患者,不推荐使用含 NS3/4A 蛋白酶抑制剂以及干扰素的方案,因其血药浓度升高和(或)缺乏安全性数据。对于肝硬化失代偿期患者,可选择来迪派韦/索磷布韦(基因型 1、4、5 和 6)或索磷布韦/维帕他韦(泛基因型)或索磷布韦/达拉他韦(泛基因型),联合利巴韦林治疗 12 周。如果患者有利巴韦林禁忌或无法耐受利巴韦林,则不联合利巴韦林,但疗程必须延长至 24 周。

慢性丙型肝炎患者合并有精神疾病能否进行抗丙型肝炎病毒治疗

慢性丙型肝炎病毒感染可引起中枢或外周神经系统和精神

异常,常见为焦虑、抑郁、失眠等,应与肝性脑病鉴别。既往有精神病史的患者,是聚乙二醇干扰素 α 治疗禁忌,应给予无干扰素的 DAAs 治疗方案,若治疗期间出现精神症状,可用相对适应证的抗精神类疾病药物治疗。

HBV/HCV 合并感染患者如何选择
抗病毒治疗方案

乙型肝炎病毒(HBV)和丙型肝炎病毒(HCV)感染是全球慢性肝病发病的主要原因,由于两者具有共同的传播途径,合并感染现象尤其在两种病毒都流行地区也不少。在 DAA 时代,这些靶向药物仅对 HCV 有效,对 HBV 没有抑制作用,我们知道其实体内 HCV 对 HBV 有一定抑制作用,这可能与非直接的免疫机制有关。我们在消除 HCV 的同时,也就解除了 HCV 对 HBV 的抑制,这可能会导致患者 HBV 病毒再次激活而发生肝炎。HBV/HCV 合并感染者的抗 HCV 的治疗方案和治疗原则与单纯 HCV 感染者相同。HBs Ag 阳性患者在治疗 HCV 过程中,HBV-DNA 有再激活风险。因此,在抗 HCV 治疗期间和治疗后 3 个月内,联合恩替卡韦或替诺福韦预防 HBV 再激活;对于 HBsAg 阴性、抗-HBc 阳性患者,虽然不推荐口服恩替卡韦或替诺福韦,但需每月监测血清 ALT 水平,如果在抗 HCV 治疗期间或之后 ALT 异常或较前升高,则需进一步完善 HBsAg 和 HBV-DNA 检测;若 HBsAg 和 HBV-DNA 阳性,则需恩替卡韦或替诺福韦抗 HBV 治疗。

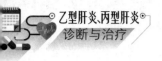

慢性肾脏合并丙肝病毒感染患者应怎样选择抗丙肝病毒治疗方案

慢性肾脏病(CKD)在我国流行率为 10.8％,成人 CKD 患者约 1.2 亿人,建议所有 CKD 患者都进行 HCV 筛查,所以 CKD 合并 HCV 感染是肾病科医师经常面临的难题,原则上所有合并 HCV 感染的 CKD 患者,均应立即接受抗病毒治疗。根据肾病的分歧不同,治疗方案也不尽相同。HCV 感染合并 CKD1-3b 期患者 DAAs 的选择与没有 CKD 的患者一致。HCV 感染合并 CKD 4—5 期和透析患者,可以选择艾尔巴韦/格拉瑞韦(基因 1、4 型),或者格卡瑞韦/哌仑他韦或者索磷布韦/维帕他韦(泛基因型,不需要调整剂量),以及二线选择:奥比帕利/达塞布韦(基因 1 型)、阿舒瑞韦联合达拉他韦(基因 1b 型,阿舒瑞韦用于未透析的 CKD 4—5 期患者时剂量减半)。

丙型肝炎患者等待肝移植过程中应从何时开始进行抗病毒治疗

在等待肝移植的丙型肝炎患者,需要根据肝病的严重程度和肝硬化是否失代偿来决定什么时候抗病毒治疗。我们需对患者的肝功能储备能力做一个评判,通常采用国外 MELD 评分体系,如<18—20分,应在移植前尽快开始抗病毒治疗,这样有可能使患者病情大为好转,也许不需要进行肝移植;如果 MELD 评分≥18—20 分,最好尽快进行肝移植,移植后再进行抗 HCV 治疗;如果等待时间超过 6 个月,可根据具体情况在移植前进行抗 HCV 治疗;如果无肝硬化或者是代偿期肝硬化,应在肝移植前开始抗病毒治疗以预防 HCV 复发及移植后并发症;如果需要立即肝移植,可在肝移植后进行抗病毒治疗,也可获得较高的持续病毒应答。

肝移植后丙型肝炎复发或再感染患者应采用怎样的方案治疗

肝移植后 HCV 再感染的定义为血清中 HCV-RNA 再次出现,可以明显加速肝脏纤维化,导致移植肝发生肝硬化甚至肝衰竭。因此,肝移植的患者一旦出现 HCV-RNA 阳性,应该及时抗病毒治疗。具体推荐治疗方案:如果无肝硬化或是代偿期肝硬化,用来迪派韦/索磷布韦(基因型 1、4、5、6)或索磷布韦/维帕他韦(泛基因型)治疗 12 周;如果是失代偿期肝硬化,用来迪派韦/索磷布韦(基因 1、4、5、6 型)或索磷布韦/维帕他韦(泛基因型)以及 RBV(<75 kg 者 1 000 mg/d;≥75 kg 者 1 200 mg/d)治疗 12 周,如果有 RBV 禁忌或不耐受则治疗 24 周。肝移植后 HCV 复发、非失代偿期肝硬化,但是 eGFR<30 的患者,可采用格卡瑞韦/哌仑他韦治疗 12 周,治疗期间或治疗后需监测免疫抑制剂的血药浓度,必要时调整免疫抑制剂剂量。

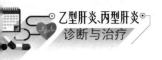

社会篇

目前有预防丙型肝炎病毒的疫苗吗

目前尚无有效的预防性丙型肝炎疫苗可供使用。因为丙型肝炎病毒 RNA 病毒,极易变异,表面的抗原蛋白大相径庭,甚至同样的蛋白也有不同的空间结构,研制疫苗的难度很大;除了人和黑猩猩以外,其他动物都不会患上丙型肝炎,因此疫苗研制难以找到动物模型来做试验研究。甲肝疫苗和乙肝疫苗还有戊肝疫苗分别在 1995、1969 和 2012 年获批上市,其实医学科研人员对丙型肝炎疫苗的研究工作从未停止过。随着人们对丙型肝炎病毒更加深入了解和各种新型疫苗技术手段的不断出现,丙型肝炎疫苗的重组腺病毒载体疫苗、DNA 疫苗、多肽疫苗等多种类型的疫苗也都在实验室研究或临床试验的过程中,但遗憾的是,目前还没有切实有效防治丙型肝炎的疫苗。所以唯一有效的处理方式是高危人群及早做丙型肝炎抗体检测,以便更早地发现疾病并积极治疗。

丙型肝炎的传播途径有哪些

丙型肝炎是传染性极强的一种肝脏类的疾病，很多人听到这种疾病就非常的害怕，因为它可以导致肝硬化和肝癌。它通常是通过以下途径传染：(1)血液传播：需要反复输血、频繁使用血制品的患者，如果接受了患有丙型肝炎患者的血液或者血制品，也可能会引发丙型肝炎的传染。(2)母体直接传播：孕妇在怀孕期间与胎儿是有脐带相连的，这会导致患有丙型肝炎的患者通过母体直接传播给胎儿，有研究表明，抗-HCV 阳性母亲将丙型肝炎病毒传播给新生儿的危险性为 2%，若母亲在分娩时 HCV-RNA 阳性，则传播的危险性可高达 4%～7%。(3)性传播：性传播也是丙型肝炎传播的主要途径之一。同房期间，双方是可以接触到对方身体当中的分泌物，比如说精液、唾液等，虽说感染的概率相对于血液传播比较低，但是也存在一定的风险。(4)医源性传播：不正规的医院通过使用非一次性注射器和针头、未经严格消毒的牙科器械、内镜等检查仪器，或者接触到丙型肝炎患者曾经注射过的医疗器械，造成皮肤黏膜破损而导致丙型肝炎病毒的传播；因此，大家在日常到医院就医的时候，尽量选择正规的医院，以减少感染丙型肝炎的风险。静脉药瘾者共用注射器和不安全注射，是目前新发感染最主要的传播方式。

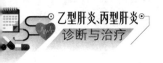

丙型肝炎的传染源主要是哪些人群

所有丙型肝炎患者都是病毒传染源,主要包括急性临床型和无症状的亚临床患者、慢性患者和潜伏期病毒携带者。一般患者发病前 12 天,其血液即有感染性,并可带毒 12 年以上。丙型肝炎病毒主要由血源传播,国外 30%～90% 输血后肝炎为丙型肝炎,我国输血后肝炎中丙型肝炎占 1/3。

如何阻止输注血制品的丙型肝炎病毒传播

丙型肝炎病毒主要经输血和血制品、单采血浆回输血细胞传播。输入丙型肝炎血液者发生丙型肝炎危险性较输入志愿者血液者高 5～10 倍。前者发病率为 38.5%,后者为 6.4%;接受输血量越多,丙型肝炎发生率越高,输入 1 单位血液者,丙型肝炎发病率为 6.9%, 2～3 单位血液者为 10.3%, 6～15 单位血液者为 12%。自我国对献血人员强行筛查 HCV 抗体及 RNA 后,经输血和血制品传播已很少发生。同时,在医疗机构大力推行一次性注射器、一次性的介入检查和治疗用品在用后必须销毁;对非一次性的介入性检查治疗器械、腔镜应彻底清洗、严格消毒等措施,进一步降低了丙型肝炎的传播可能。但丙型肝炎抗体(抗-HCV)阴性的丙型肝炎病毒供血人员,不能完全排除丙型肝炎病毒感染,因为丙型肝炎病毒感染早期,即尚未产生丙型肝炎抗体(抗-HCV)的窗口期,在血液中仍可存在丙型肝炎病毒。所以,输血后仍不能完全扫除传播丙型肝炎的可能,特别是反复输血、输血制品者。

如何预防丙型肝炎病毒经破损的皮肤和黏膜传播

丙型肝炎病毒可经破损的皮肤和黏膜传播。加强对公众进行宣传教育,使大家能够充分了解丙型肝炎病毒传播的方式;要教育静脉吸毒者,使其了解不洁注射的危害,避免与他人任何方式的血液接触;对护理人员、养老院工作人员和可能与丙型肝炎病毒传播相关的各行业工作人员,包括卫生事业管理人员、社会工作者和心理医生等进行宣传教育,发动大家共同关注、处理与丙型肝炎病毒传播有关的社会问题、医学问题;避免与他人共用未经严格消毒的牙科器械,剃须刀,牙刷,修足、文身和穿耳环孔工具等;皮肤外伤应注意保护,防止伤口被污染。

怎样防止性生活过程中丙型肝炎病毒的传播

与丙型肝炎病毒感染者有性接触者、有多个性伴侣者,感染的危险性较高。同时伴有其他性传播疾病者,特别是感染人类免疫缺陷病毒(HIV)者,感染丙型肝炎病毒的危险性更高。如

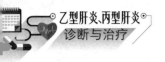

果夫妻双方有一方是丙型肝炎患者,那么在进行性生活过程中,必须用避孕套来当作安全措施。夫妻中健康一方不要让丙型肝炎患者的血液、精液、唾液接触到你的伤口,健康一方还要定期检查是否感染丙型肝炎,患有丙型肝炎的一方,要定期到正规医院检查病情,对症治疗,只要通过科学的防治,就不用再担心夫妻之间丙型肝炎病毒的传播问题了。性生活过程中切勿纵欲过度,动作粗暴,如果双方有出血、皮肤破损等情况,无形中就增加了丙型肝炎病毒传播的风险。

如何阻止丙型肝炎病毒抗体阳性母亲将丙型肝炎病毒传播给新生儿

丙型肝炎病毒抗体阳性母亲将丙型肝炎病毒传播给新生儿的概率约为 2%,若母亲在分娩时 HCV-RNA 阳性,则传播的危险性可高达 4%~7%。如果在备孕前检查发现 HCV-RNA 阳性,应尽快治愈后再考虑怀孕。如妊娠期间发现丙型肝炎,可以考虑继续妊娠,分娩并停止哺乳后再进行抗病毒治疗。

丙型肝炎阳性的妈妈,可以母乳喂养小孩吗

丙型肝炎急性期应停止母乳喂养,但对丙型肝炎抗体阳性而无肝炎表现的可否母乳喂养,专家间也有争议。多数学者认

为,虽然在母乳或初乳中能检测到丙型肝炎病毒,然而并不认为母乳喂养是丙型肝炎母婴传播的危险因素。大量临床研究发现无症状母亲母乳喂养是安全的,但是有症状尤其是血液中病毒含量较高也就是说 HCV-RNA 数值越高,传染性越强。

日常生活中有哪些行为会传播丙型肝炎病毒

血液传播是丙型肝炎病毒最主要的传播途径。日常生活方式包括共用剃须刀和牙刷,文身和穿耳孔等行为,与丙型肝炎病毒感染者进行无保护的性行为,也可以引起丙型肝炎病毒传播。但我们日常生活中拥抱、打喷嚏、咳嗽、共用餐具和水杯、无皮肤黏膜和无血液暴露的接触一般不会引起丙型肝炎病毒传播,所以不必过分紧张。

假如意外接触丙型肝炎病毒该怎么办

日常生活和工作中,如意外接触到丙型肝炎患者的血液,如有伤口要立即清洗消毒,并抽血化验 HCV 抗体和 HCV-RNA,如果均为阴性,则可以在 1 周后和 2 周后再次检测 HCV-RNA,如果两次仍然为阴性,基本可以排除丙型肝炎病毒感染(RNA一般 1～3 周可在血液中检出);如果 1 周或 2 周后 RNA 阳性,可以再过 12 周观察是否可以发生 HCV 自发清除,如果不能自发

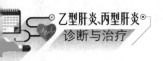

清除,RNA 仍然阳性,则可启动抗病毒治疗。急性 HCV 感染者自发清除病毒的可能概率最高可达 45％,多数发生于出现症状后的 12 周内,大约 55％～85％急性肝炎会进一步转为慢性。

健康中国·家有名医丛书
总书目

第一辑

1. 下肢血管病诊断与治疗
2. 甲状腺疾病诊断与治疗
3. 中风诊断与治疗
4. 肺炎诊断与治疗
5. 名医指导高血压治疗用药
6. 慢性支气管炎诊断与治疗
7. 痛风诊断与治疗
8. 肾衰竭尿毒症诊断与治疗
9. 甲状腺功能亢进诊断与治疗
10. 名医指导合理用药
11. 肾脏疾病诊断与治疗
12. 前列腺疾病诊断与治疗
13. 脂肪肝诊断与治疗
14. 糖尿病并发症诊断与治疗
15. 肿瘤化疗
16. 心脏疾病诊断与治疗
17. 血脂异常诊断与治疗
18. 名医教你看化验报告
19. 肥胖症诊断与治疗
20. 冠心病诊断与治疗
21. 糖尿病诊断与治疗

第二辑

1. 尿石症诊断与治疗
2. 子宫疾病诊断与治疗
3. 支气管哮喘诊断与治疗
4. 胃病诊断与治疗
5. 盆底疾病诊断与治疗
6. 胰腺疾病诊断与治疗
7. 抑郁症诊断与治疗
8. 绝经期疾病诊断与治疗
9. 银屑病诊断与治疗
10. 特应性皮炎诊断和治疗
11. 乙型肝炎、丙型肝炎诊断与治疗
12. 泌尿生殖系统感染性疾病诊断与治疗